www.**Insider-Heilverfahren**.com
Hochwertig wissenschaftliche Gesundheitsliteratur

Die Werke des Medizinmann-Autors

Christian Meyer-Esch

Heilen und Entgiften mit Rizinusöl 3. Auflage 2020
(mit leichten Anpassungen seit Februar 2022)

Vorwort

Sehr geehrter Leser,

ich freue mich, dass Sie sich für mein Buch entschieden haben.
Rizinusöl kennen die meisten Menschen lediglich als Abführmittel.
Doch bislang nur in Insider-Kreisen bekannt, ist die die Tatsache, dass mit Hilfe von Rizinusöl bereits ein ganzes Dutzend Krankheiten geheilt wurden. Ob schwere Allergien, Tinnitus, Haarausfall / Glatzenbildung, Histamin-Intoleranz, Akne, Migräne und sogar Kurzsichtigkeit und vieles mehr. All diese Heilerfolge basieren auf Erfahrungswerten von Menschen, die es ausprobierten und dessen Erfahrungsberichte in diesem Buch niedergeschrieben wurden. Zusätzlich gibt das Buch Fachinformationen über den genauen Wirkmechanismus und die Prostaglandine, Sie erfahren eine genaue Anleitung zur Entgiftung und alles, was Sie über Rizinusöl wissen müssen.

Umweltgifte wie Schwermetalle, Pestizide und andere Chemie-Cocktails sind auf dem Vormarsch und erfordern effiziente Mittel zur Beseitigung von Giften aus dem Körper. Die Natur stellt uns mit Rizinusöl ein sanftes, sicheres und effektives Mittel zur Verfügung, dessen entgiftende Wirkung bislang nur in Insider-Kreisen bekannt war und auch heute noch ist.
Im hinteren Teil des Buches finden Sie ein Rizinusöl-Protokoll, indem Sie Ihre bereits absolvierten Ausleitungen eintragen können. So haben Sie immer eine genaue Dokumentation darüber, wie viele Ausleitungen Sie bereits hinter sich haben und wo Sie evtl. eine Ausleitung versäumt haben. Auch mögliche Erfolge können dort in das Kommentar-Feld eingetragen werden.

Herzlichst,
Ihr
Christian Meyer-Esch

Einige meiner weiteren Bücher könnten Sie auch interessieren...

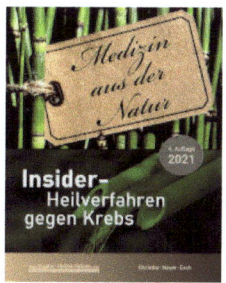

Insider-Heilverfahren gegen Krebs

In diesem smarten, wissenschaftlich fundierten Ratgeber steht alles, was ein Krebspatient wissen MUSS: Rund 70 alternative Krebstherapien mit zahlreichen Studien, Erfahrungsberichten, Kosten und Bezugsquellen.

Auch als Spezial-Ausgabe für Mittellose erhältlich!

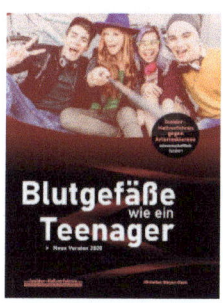

Blutgefäße wie ein Teenager: Insider-Heilverfahren gegen Arteriosklerose

Sie erfahren Insider-Ursachen und Insider-Heilverfahren gegen Arteriosklerose, der Hauptursache von Herzinfarkt und Schlaganfall. Wissenschaftlich fundiert mit zahlreichen Studien-Quellen, erkläre ich Ihnen leicht verständlich, wie Arteriosklerose entsteht und wie Sie diese mit der Medizin aus der Natur (die auch den meisten Ärzten kaum bekannt sind) beseitigen können.

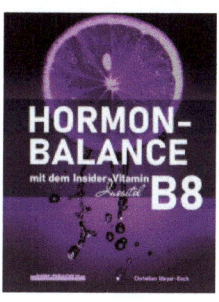

HORMON-BALANCE mit dem Insider-Vitamin B8 Inositol

Der Hormonhaushalt einiger Menschen ist außer Kontrolle geraten. Zu viel oder zu wenig Testosteron und Östrogene können für eine Vielzahl verschiedener Erkrankungen verantwortlich sein. Was viele nicht wissen: Ein einfaches B-Vitamin, welches aus dem Vitamin-Katalog gestrichen wurde, kann sämtliche Hormone wieder ins Gleichgewicht bringen...

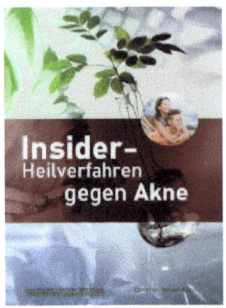

Insider-Heilverfahren gegen Akne

Schluss mit der ewigen Schmiererei! Akne kommt von innen! Hauterkrankungen wie Akne sind nicht nur unter jungen Erwachsenen (Jugendlichen) ein Problem. Es herrscht der weit verbreitete Irrglaube, es würde so etwas wie eine "Pubertäts-Akne" geben. Doch warum gibt es dann so viele Jugendliche, die keine Akne haben?

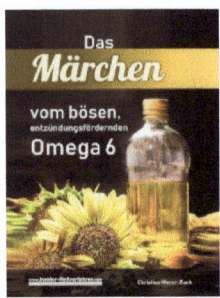

Das Märchen vom bösen, entzündungsfördernden Omega 6

Omega 3-Fettsäuren sind in aller Munde. Es wird der Anschein erweckt, als seien wir mit Omega 6 maßlos überversorgt und es würde lediglich an Omega 3 mangeln. Doch ganz so einfach ist es nicht. Omega 6 ist nicht gleich Omega 6! Denn essentiell ist nur die Linolsäure. Und diese kommt in der modernen westlichen Ernährung kaum vor...

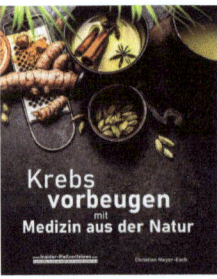

Krebs vorbeugen mit Medizin aus der Natur

Dieses Buch ist die Neuauflage 2022 der beiden Vorgänger "Krebs vorbeugen 2016" bzw. "Krebs vorbeugen 2018".
Das Buch wurde komplett überarbeitet mit einigen Neuerungen und Verbesserungen. In diesem smarten, wissenschaftlich fundierten Ratgeber erfahren Sie zahlreiche exotische Naturheilmittel sowie weitere Tipps zur Krebs-Vorbeugung, die Sie in den "Mainstream-Büchern" nicht finden.

▶ **Diese Bücher und weitere, erhalten Sie in den stationären Buchhandlungen in Deutschland, Österreich und der Schweiz sowie in Online-Shops. Ausführliche Buch-Einblicke finden Sie auch auf meiner Webseite: www.Insider-Heilverfahren.com**

Inhaltsverzeichnis

Rizinusöl: Was ist das eigentlich?

Rizinusöl wird aus den Samen des Rizinus gewonnen, dem so genannten „Wunderbaum". Der Name ist Programm und trifft den Nagel wirklich auf den Kopf. Denn was Rizinusöl alles bisher an Wundern vollbracht hat, ist mit dem menschlichen Verstand kaum zu begreifen. Rizinusöl wird aus der Pflanze „Rizinus" (Ricinus communis) gewonnen. Sie wird enorm schnell groß. Schon nach wenigen Monaten wird eine Höhe von fünf Metern erreicht. Die größte Pflanze soll dreizehn Meter hoch sein. Wachsen tut sie am liebsten in warmen, sonnigen Gegenden wie Nord-Afrika. Rizinus braucht sehr viel Sonne, übersteht aber auch längere

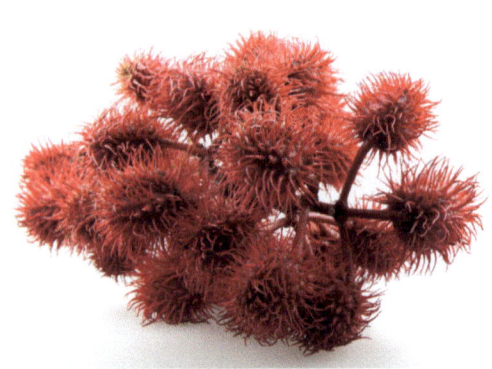

Trockenperioden. Das Öl wird aus den hoch giftigen Samen der Pflanze gepresst, welche das Eiweiß Rizin beinhalten. Dieses giftige Eiweiß ist jedoch im Öl nicht mehr enthalten! Rizinusöl hat zwar eine stark abführende Wirkung, ist aber absolut harmlos. Es hat eine durchsichtige bis gelbliche Farbe. Sie Dieses heilige Öl ist wahrlich keine neue Erfindung. Es handelt sich hier um eines der ältesten Naturheilmittel seit der Geschichte des Menschen. Im Mittelalter wurde Rizinusöl hauptsächlich als Brennstoff für Öllampen verwendet und natürlich auch zu Heilzwecken. Heutzutage findet Rizinusöl neben seinem Einsatz als Abführmittel, hauptsächlich seinen Platz in der Kosmetik-Industrie. Z.B. als Schuhputzmittel oder als Zusatzstoff für Wimpern und Lippen. Und obwohl auch die entgiftende Wirkung von Rizinusöl schon lange bekannt ist, geriet das Heilwissen in Vergessenheit.

Erst seit wenigen Jahren erfährt (zumindest in alternativmedizinischen Insider-Kreisen) das Rizinusöl eine Renaissance. Im Mainstream sind die heilenden Eigenschaften natürlich bis heute unbekannt. Nähere Informationen finden Sie im Kapitel „Der Wirkmechanismus des Rizinusöls".

Fettsäure-Profil Rizinusöl:

Omega 3	Omega 6	Omega 9
Alpha-Linolensäure 0,5%	Linolsäure 5%	Ricinolsäure 90%
		Ölsäure 4%

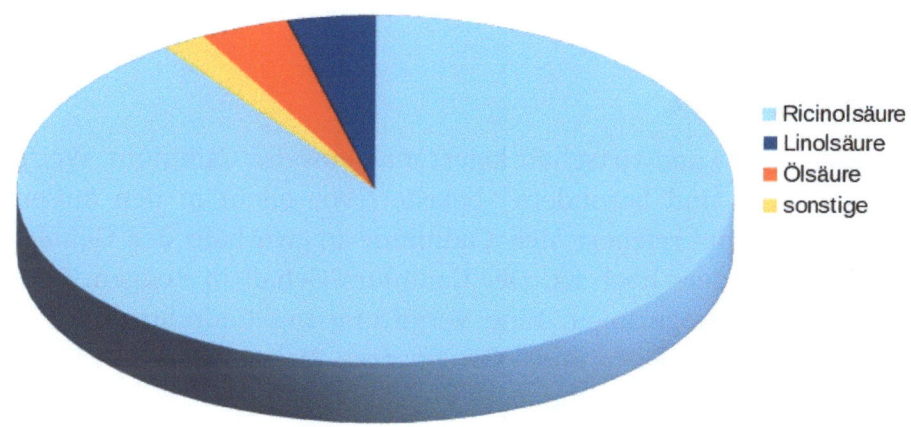

Unser täglich Gift

Giftstoffe (Toxine) sind Ursache für fast alle Krankheiten. Ob Allergien, Hautkrankheiten oder Krebs. Es ist nicht zu übersehen, dass so gut wie jede Krankheit auf das Konto von Vergiftungen geht. Meist werden wir jedoch nicht akut von einem Toxin bedroht, sondern sie gelangen chronisch, über Jahre hinweg schleichend in den Organismus. Wie wichtig die regelmäßige Entgiftung ist, zeigt sich schon anhand der folgenden Beispiele. Wir können all diese Giftquellen kaum vermeiden, denn sie sind allgegenwärtig. Was wir jedoch machen können ist, uns regelmäßig zu entgiften, so dass Schwermetalle, Pestizide und andere Toxine keinen Platz in unserem Körper finden. Die zunehmende Umweltverschmutzung in den westlichen Industriestaaten machen ein regelmäßiges Entgiften unumgänglich. Die folgenden Beispiele sind nur ein kleiner Auszug aus einer unvorstellbaren Anzahl an Giftquellen.

Cadmium im Getreide

Auf den Böden der Landwirtschaft lagert massenweise Cadmium. Weizen, Roggen und Reis sind besonders belastet. Vor allem in den äußeren Schichten des Korns reichert sich Cadmium an, weshalb der Gehalt in Weizenkleie besonders hoch ist. Der Cadmium-Gehalt in Roggen, Gerste und Hafer ist etwas geringer. Eine Vergiftung mit Cadmium wird mit einem erhöhten Krebs- und Osteoporose-Risiko und auch mit Nierenschäden verbunden *(Studien 6, 7)*.

Blei im Leitungswasser

Zwar gibt es für das Leitungswasser gesetzlich vorgeschriebene Grenzwerte bei Schwermetallen. Doch die Wasserwerke sind nur bis zum Ende ihres Verteilungsnetzes verpflichtet, die Einhaltung der Grenzwerte zu gewährleisten. Bis Mitte der 70er Jahre wurden in Deutschland oft Wasserrohre aus Blei verlegt. Auch heute noch befinden sich zahlreiche Bauten mit Bleirohren, die sich im Trinkwasser anreichern. Die Ansammlung von Blei führt zu verschiedenen schädlichen Wirkungen auf das zentrale Nervensystem, vor allem durch erhöhten oxidativen Stress (*Studie 8*). Blei wird zu 90% in Knochen und Zähnen angereichert.

Blei und Cadmium in Kakao und Schokolade

In einer Studie wurde die durchschnittliche Bleikonzentration von Kakaobohnen untersucht. Diese betrug ≤ 0,5 ng / g, was einer der niedrigsten Werte für eine natürliche Nahrung ist. Im Gegensatz dazu waren die Bleikonzentrationen der hergestellten Kakao- und Schokoladenerzeugnisse mit 230 bzw. 70 ng / g extrem hoch. Eine Quelle der Kontamination der fertigen Produkte wird vorläufig auf atmosphärische Emissionen von bleihaltigem Benzin zurückgeführt, welcher in Nigeria noch verwendet wird (*Studie 9*). Die Ansammlung von Blei führt zu verschiedenen schädlichen Wirkungen auf das zentrale Nervensystem, vor allem durch erhöhten oxidativen Stress (*Studie 8*). Blei wird zu 90% in Knochen und Zähnen angereichert. Viele Kakao-Sorten stammen zudem aus Anbaugebieten in Lateinamerika, deren Böden von Natur aus hohe Cadmiumgehalte aufweisen. Dieses giftige Metall wird durch die Pflanze aufgenommen und gelangt somit in die Frucht. Einige Kakao-Sorten enthalten daher auch erhöhte Cadmium-Werte.

Quecksilber in Fischen & Meeresfrüchten

Meere und Flüsse weisen (je nach Belastung mit Abwässern) eine relativ hohe Belastung mit Quecksilber auf. Fische und Meeresfrüchte wie Muscheln gelten als belastete Lebensmittel. Dabei hängt die Menge von Alter und Art der Fische und dem Verschmutzungsgrad der Gewässer ab. Aber auch bei Fischen, die in Aquakultur gezüchtet wurden, finden sich erhöhte Schwermetall-Werte, da dessen Tierfutter oft mit Quecksilber belastet ist. Vor allem Thunfisch ist meistens hoch belastet.

Viele Schwermetalle in <u>Wild</u>-Pilzen

Schwermetalle wie Quecksilber oder Cadmium, die aus Auspuffen und Industrieanlagen heraus gepustet werden, landen über die Luft im Boden. Kaum ein Lebensmittel dürfte stärker mit Schwermetallen belastet sein als Pilze. Sie speichern durch ihre feine Struktur Schwermetalle und nehmen diese aus dem Boden auf wie ein Schwamm. Pilze sind regelrechte Filter für den Waldboden. So wurden in einigen Champignonarten und Birkenpilzen in den vergangenen Jahren hohe Cadmium-Werte gefunden. In Steinpilzen, Wiesen-Champignons und Maronenröhrlingen war Blei hoch konzentriert. Steinpilze und Anis-Champignons nahmen Quecksilber in größeren Mengen auf. Kaufen Sie daher nur Zucht-BIO-Pilze und keine Wild-Pilze!

Erfahrungsberichte

Auf den folgenden Seiten finden Sie Erfahrungsberichte zu den verschiedensten Krankheiten. Die Erfahrungsberichte wurden nicht 1:1 mit Kopieren + Einfügen übernommen, sondern von mir inhaltlich interpretiert und wiedergegeben. Selbstverständlich werden wie immer keine Heilversprechen gemacht! Nur weil Rizinusöl bei anderen sehr gut funktioniert hat, muss dies nicht auch bei Ihnen der Fall sein. Aber wir hoffen natürlich, dass es auch bei Ihnen der Fall sein wird...

2 Erfahrungsberichte:
Chronischer Durchfall und andere Magen-Darm-Beschwerden

Ein seit 24 Jahren (!) unter chronischem Durchfall leidender Patient (Ursache offenbar unklar) testete zum ersten Mal Rizinusöl zum Abführen bzw. zum Entgiften. Es verlief alles reibungslos. Nur sein Po wurde etwas wund. Bereits nach dem 1. Abführen hatte er 3 Tage später keinen Durchfall mehr. Und das nach 24 Jahren! Er berichtete, dass er in diesem einen Monat nur ein einziges Mal Durchfall hatte. *(Quelle: 1a)*

Eine Frau berichtet, dass nach einigen Rizinusöl-Ausleitungen ihre Magen-Darm-Probleme weniger geworden seien.
(Quelle 1b)

1 Erfahrungsbericht: Ekzeme

Hier berichtet ein Mann, dass er durch die äußerliche Anwendung von Rizinusöl seine chronisch juckende Haut auf dem Handrücken *nach nur 2 Wochen* wegbekommen hat. Wie er schildert, flammte seine Hauterscheinung (Ekzem) seit ca. 2-3 Jahren immer wieder latent und zwischendurch extrem auf. Er rieb sich seine Hände 2 Wochen jeden Abend mit Rizinusöl ein. *(Quelle: 2a)*

3 Erfahrungsberichte: Tinnitus

Eine Frau berichtet, nach der Einnahme von Rizinusöl, keinen Tinnitus mehr zu haben. Laut ihren Angaben war es die *effektivste und sanfteste Ausleitung*. Auch wenn sie sich danach für einige Tage nicht so gut fühlte, war es im Gegensatz zu Algen und co. machbar. Im Rahmen der Ausleitung bekam sie übelriechende Stuhlgänge mit brennender Galle. *(Quelle 3a)*

Eine andere Frau berichtet, dass sie vor der Ausleitung mit Rizinusöl öfters mal Tinnitus hatte. Mal rechts, mal links und dieses Pfeifen verschwand seit der Rizinusöl-Entgiftung vollständig. *(Quelle 3b)*

Ein Mann litt seit geraumer Zeit unter chronischem Tinnitus. Nach einigen Ausleitungen (Anzahl unbekannt), verschwand dieser vollständig für jeweils ca. 5 Tage nach der jeweiligen Ausleitung.
(Quelle 3c)
Anmerkung vom Autor: Dies ist ein typisches Zeichen einer Vergiftung. Nach einer Ausleitung ist der Organismus zunächst giftfrei (zumindest im Blut), doch nach und nach rücken weitere Gifte nach und das Symptom tritt erneut auf. Bis der Organismus irgendwann ganz vollständig frei von Giften ist. Aber auch das genaue Gegenteil ist häufig zu beobachten, nämlich dass es zu einer so genannten „Erstverschlimmerung" kommt. Hier reagiert also jeder anders. Möglich wäre aber auch ein Prostaglandin-Mangel. Da Rizinusöl ein teilweises Prostaglandin E2-Analoga ist und 2 der 4 Prostaglandin-Rezeptoren besetzt, die stark durchblutungsfördernd wirken und Tinnitus meist ein Symptom von Durchblutungsstörungen ist, wäre dies nicht auszuschließen.

2 Erfahrungsberichte: Allergien

Es berichtet ein Mann, der Rizinusöl seit bislang ca. 20 Jahren einnimmt, dass nach 7 Jahren und 225 Rizinusöl-Ausleitungen er eine schwere Form von Licht/Sonnenallergie heilen konnte. Des Weiteren berichtet er, nicht mal mehr eine Sonnenbrille zu benötigen, obwohl er 750 Meter über dem Meeresspiegel wohnt. Er berichtet des Weiteren, dass bei ihm folgende Symptome durch das Entgiften mit Rizinusöl völlig verschwunden sind:

Mattigkeit, Depressionen, Stimmungslabilität, Angst, Erregung, Merkschwäche, Kopf- und Gliederschmerzen, vermehrter Speichelfluss, Stomatitis (Entzündung der Mundschleimhaut), Gingivitis (Entzündung des Zahnfleisches), Gastroenteritis (Entzündung der Schleimhaut von Magen und Dünndarm) sowie Muskelzucken. Seit 20 Jahren leitet er nach eigenen Angaben wöchentlich mit Rizinusöl aus. *(Quelle 4a)*

Ein weiterer Rizinusöl-Anwender berichtet, dass er nach 1,5 Jahren und wöchentlichen Rizinusöl-Ausleitungen, nun keine Allergien mehr habe. *(Quelle 4b)*

3 Erfahrungsberichte: Rosigere, straffere Haut

Eine Frau berichtet, dass ihre Gesichtshaut viel rosiger und seidiger geworden sei und sie deswegen auch schon von ihren Mitmenschen angesprochen wurde, nachdem sie einige Monate mit Rizinusöl entgiftete. *(Quelle 5a)*

Und ein Mann berichtet, dass seine Haut seit den Rizinusöl-Entgiftungen straffer geworden ist. *(Quelle 5b)*

Ein weiterer Mann berichtet, dass er nach diversen Rizinusöl-Entgiftungen weinen könnte vor Glück: Sein Hautbild sei besser geworden, die Augenfalten geglättet, der Augeninnendruck habe sich normalisiert, die Muskelschmerzen seien weg und er könne schärfer sehen. *(Quelle: 5c)*

4 Erfahrungsberichte: Haarausfall- und Glatzenbildung

Es berichtet eine Frau, dass ihre Kopfhaare nach einigen Monaten der Rizinusöl-Einnahme wesentlich voller wurden und zudem neue Haare an bereits kahlen Stellen nachwuchsen. Auch wuchsen ihre Haare dicker nach. *(Quelle 6a)*

Auch ein Mann berichtet, dass seiner Frau nach einigen Rizinusöl-Ausleitungen aufgefallen sei, dass sein Haupthaar wieder zunimmt, nachdem dieses lange Jahre nur schütterer geworden ist. Auch beim täglichen Bürsten sei ihm aufgefallen, dass kaum noch Haare ausgehen. *(Quelle 6b)*

Ein Rizinusöl-Anwender berichtet, dass er seit Jahren unter Haarausfall leide. Sein Kopfhaar wurde mit den Jahren immer dünner. Er habe schon sämtliche Mittel ausprobiert, ohne Erfolg. Zuletzt war er sogar gezwungen seine Haare nur mehr noch mit Baby-Shampoo zu waschen. Nachdem er zwei Monate (9 Ausleitungen) mit Rizinusöl entgiftete, stellte er fest, dass nicht nur sein Haarausfall stoppte, sondern zudem in den Geheimratsecken neue Haare nachwuchsen *(Quelle 6c)*.

Ein weiterer Rizinusöl-Anwender mit einer handgroßen kahlen Stelle am Kopf, stellte fest, dass dort seit den Riziusöl-Entgiftungen wieder etwas „mehr" als nur Flaum wächst. Zudem stellte er fest, dass die äußerliche Anwendung in Kombination mit Schwitzen (z.B. Sauna) einen regelrechten Wachstums-Boost brachte *(Quelle 6d)*.

Anmerkung vom Autor: Da Rizinusöl auch äußerlich aufgetragen den Haarwuchs stimuliert, ist <u>nicht</u> davon auszugehen, dass es sich hier um eine entgiftende Wirkung handelt! Vielmehr wird es so sein, dass Rizinusöl die Prostaglandin-Rezeptoren EP3 und EP4 besetzt (Studie 5). Diese stimulieren dann das Haarwachstum, ähnlich dem Prostaglandin E2. Wer also mittels Rizinusöl beabsichtigt, Haarwuchs zu stimulieren, dem sei geraten, <u>jeden Tag</u> Rizinusöl einzunehmen und zwar in geringer Dosierung (morgens und abends je einen Teelöffel). Somit werden die Prostaglandin-Rezeptoren rund um die Uhr besetzt und das Haarwachstum angeregt. In dieser geringen Dosierung wirkt Rizinusöl normalerweise auch _nicht_ abführend. Und wenn doch, können Sie die Dosis noch weiter reduzieren. Beachten Sie aber, dass oral eingenommenes Rizinusöl das Haarwachstum am _ganzen_ Körper stimuliert und nicht nur lokal auf der Kopfhaut. Ist ein Haarwachstum nur auf der Kopfhaut gewünscht, so sollten Sie das Rizinusöl mit DMSO kombinieren, damit das Rizinusöl auch bis in die tiefen Hautschichten kommt. DMSO ist ein Penetrationsmittel, also ein Mittel welches das Eindringen in die Haut fördert und aus Schwefel besteht. Sie erhalten DMSO in gut sortierten Online-Shops. Achten Sie aber auf eine _saubere_ Umgebung, da das DMSO auch unerwünschte Stoffe mit in die Haut schleust! Verwenden Sie z.B. kein Plastik!

5 Erfahrungsberichte: Akne und unreine Haut

Ein Mann berichtet, dass seine Haut sich seit der Rizinusöl-Entgiftung dahingehend verändert habe, dass diese zunehmend straff und frei von jeglichen Unreinheiten wurde.
(Quelle 7a)

Eine Frau berichtet, dass sie nach 4 Rizinusöl-Ausleitungen eine reinere Haut feststellte.
(Quelle 7b)

Eine Frau mit bislang 16 Rizinusöl-Ausleitungen berichtet, dass sie seitdem kaum noch Pickel auf dem Oberarm hat _(Quelle 7c)_.
Eine Frau berichtet, dass Pickel, Furunkel und andere „raue Stellen" auf der Haut direkt nach einem Rizinusöl-Tag verschwinden.
(Quelle 7d)

Ein Rizinusöl-Anwender berichtet, dass er seit diversen Ausleitungen (er wüsste die genaue Anzahl nicht), eine „optisch bessere Haut" feststellte.
(Quelle 7e)

2 Erfahrungsberichte: Kurzsichtigkeit (Myopie)

Nachdem eine Frau 4 Rizinusöl-Ausleitungen hinter sich hatte, dachte sie, sie spinne, als sie plötzlich bemerkte, dass ihre Augen sich vergrößerten und sie auf dem kurzsichtigen Auge plötzlich besser sehen konnte *(Quelle 8a)*.

Nachdem ein Mann den o.g. Erfahrungsbericht las, bestätigte er seine eigenen Erfahrungen mit Rizinusöl in Bezug auf die Kurzsichtigkeit. Früher sei er beidseits mit den Werten -2,5/-2,25 kurzsichtig gewesen, nach massiver Giftausleitung mit Rizinusöl jetzt nur noch beidseits -1,0/-1,0. Eine Brille brauche er seitdem nur mehr noch beim Auto fahren, vor allem nachts *(Quelle 8b)*.

Anmerkung des Autors: Aus meiner Sicht ist es unwahrscheinlich, dass in diesem Fall die Giftausleitung die Ursache der besseren Sehkraft war. Viel wahrscheinlicher erscheint es mir, als wenn der Wirkmechanismus an der Förderung der Prostaglandine lag. Das würde auch erklären, warum die Symptomfreiheit oftmals nur kurze Zeit anhielt. Wenn Sie also auch unter Kurzsichtigkeit leiden, probieren Sie doch einmal jeden Tag Rizinusöl in geringen Dosen einzunehmen: Morgens und abends jeweils einen Teelöffel. Ich habe das selbst schon getestet. Kurzsichtig bin ich zwar nicht, aber es kam durch diese geringe Menge zu keiner abführenden Wirkung! Wenn Sie das Rizinusöl auch noch mit Nachtkerzenöl kombinieren, liefern Sie die zur Prostaglandin-Herstellung benötigte Linolsäure und Gamma-Linolensäure gleich mit. Das Rizinusöl besetzt 2 von 4 Prostaglandin-Rezeptoren, nämlich EP3 und EP4. Für die Besetzung der Rezeptoren EP1 und EP2 (aber natürlich auch für EP3 und EP4) benötigt der Körper die fertigen Prostaglandine E1, E2 und E3. Sie können diese im Körper selbst herstellen mit der Öl-Kombination
Borretschöl oder Nachtkerzenöl + Fischöl oder
Borretschöl oder Nachtkerzenöl + Leinöl.
Ausführliche Informationen darüber, wie pflanzliche Öle unseren Organismus beeinflussen, finden Sie in meinem Buch „Das Märchen vom bösen, entzündungsfördernden Omega 6".

3 Erfahrungsberichte: Chronische Müdigkeit

Eine Frau berichtet, dass sie seit der Rizinusöl-Entgiftung nicht mehr andauernd müde sei und sich daher Mittags auch nicht mehr hinlegen muss *(Quelle 9a)*.

Eine andere Patientin berichtet, nach einer 5-monatigen, wöchentlichen Rizinusöl-Entgiftung kaum noch chronisch müde zu sein. Des Weiteren ist sie nun auch viel konzentrierter und kann Gesprächen aufmerksamer folgen *(Quelle 9b)*.

Eine weitere Rizinusöl-Anwenderin berichtet, dass sie nach der 3. Ausleitung nicht mehr chronisch müde sei. Normalerweise sei sie Freitags, nach einer anstrengenden Arbeitswoche total erschlagen. Doch dieses Mal konnte sie „Bäume ausreißen". Sie sagte, sie habe sich seit Jahrzehnten (!) nicht mehr so energiegeladen gefühlt *(Quelle 9c)*.
Eine Frau berichtet, nach diversen Rizinusöl-Ausleitungen weniger Schlaf zu brauchen. Und sie betonte noch, dass die ständige Müdigkeit sie sehr genervt habe *(Quelle 9d)*.

1 Erfahrungsbericht: Rückenschmerzen

Eine Rizinusöl-Anwenderin berichtet, dass ihre Rückenschmerzen (Ischias) weg sind, außer an Tagen an denen sie ihre Periode hat oder direkt nach einem Rizinusöl-Tag.
(Quelle 10a)

2 Erfahrungsberichte: Histamin-Intoleranz

Eine Frau mit Histamin-Intoleranz berichtet, dass nach nur einer einzigen Ausleitung ihre Histamin-Intoleranz deutlich besser geworden sei. Sie habe einen Nusszopf gegessen und das (früher ansonsten aufgetretene) Niesen und Gaumenjucken blieb aus. Die einzige Nebenwirkung war sehr starke Müdigkeit *(Quelle 11a)*.

Anmerkung vom Autor: Da sich chronische Müdigkeit durch Rizinusöl normalerweise stark bessere, wird es sich hier sehr wahrscheinlich um eine Erstverschlimmerung gehandelt haben. So etwas kommt bei Entgiftungs-Kuren durchaus häufiger vor.

Eine chronisch kranke Patientin mit mehreren Symptomen berichtet, dass nach der 5-monatigen Entgiftung mit Rizinusöl in wöchentlichen Intervallen, sie nun fast vollständig von Histamin-Intoleranz geheilt ist. Nur bei extrem Histamin reichen Speisen bekomme sie noch sehr geringe Symptome *(Quelle 11b)*.

1 Erfahrungsbericht: Elektro-Sensibilität

Eine Frau nimmt Rizinusöl seit 1,5 Jahren, bei insgesamt 29 bisherigen Ausleitungen. Zu ihren Symptomen vor Beginn der Rizinusöl-Ausleitungen gehörte eine starke Elektro-Sensibilität, vor allem eine Empfindlichkeit auf Handystrahlung. Sie hatte damals Kopfschmerzen und Schwindel. Ihre Erlebnisse mit Rizinusöl waren so, dass sich die Symptome direkt nach den Ausleitungen verschlimmerten (bis zu 1 Woche). Nach und nach klangen aber alle Symptome ab und die Patientin ist nun weitgehend von Elektro-Sensibilität geheilt *(Quelle 12a)*.

1 Erfahrungsbericht: Extreme Schweißausbrüche

Eine chronisch kranke Frau mit zuvor regelmäßigen Schweißausbrüchen (bei kleinen Anstrengungen oder vegetativ ausgelöst) nimmt Rizinusöl seit bislang 5 Monaten. Seitdem sind die Schweißausbrüche nicht nur besser geworden, sondern vollständig verschwunden. *(Quelle 13a)*

1 Erfahrungsbericht: Schmerzen im Bewegungsapparat

Die selbige Frau aus dem o.g. Erfahrungsbericht konnte auch ihre Arme (z.B. beim Haare waschen) kaum ohne Schmerzen bewegen. Seit der 5-monatigen Entgiftung mit Rizinusöl hat sie diese Probleme nun nicht mehr *(Quelle 14a)*.

3 Erfahrungsberichte: Migräne/Kopfschmerzen

Die selbige Frau aus dem o.g. Erfahrungsbericht litt auch an chronischer Migräne und brauchte deswegen starke Schmerzmittel. Seit der 5-monatigen Entgiftung mit Rizinusöl ist die Migräne deutlich besser geworden. Sie taucht kaum noch auf und wenn doch, dann nur noch so gering, dass die Patientin keine Medikamente mehr benötigt. *(Quelle 15a)*

Eine andere Frau berichtet, dass Kopfschmerzen nach einer Rizinusöl-Ausleitung vollständig verschwinden *(Quelle 15b)*

Ein Mann berichtet, nach mehrfachen Ausleitungen (Anzahl unbekannt), keine Kopfschmerzen mehr zu haben. *(Quelle 15c)*

Ein Patient klagte die ganze Woche über Kopfschmerzen. Nachdem er mit Rizinusöl entgiftete, waren die Kopfschmerzen am Folgetag verschwunden. *(Quelle 15d)*

1 Erfahrungsbericht: Verschiedene Intoleranzen

Eine von Intoleranzen geplagte Frau (Laktose und höchstwahrscheinlich Histamin) startete die Entgiftung mit Rizinusöl. Seitdem habe sie keinerlei Intoleranzen mehr. Nudeln mit Vanillesauce oder Hefeteig sind jetzt kein Problem mehr. Zuvor bekam sie asthmatische Atemprobleme und Blähbauch. Seit den Rizinusöl-Ausleitungen kann sie all das wieder völlig symptomfrei verzehren *(Quelle 16a)*.

1 Erfahrungsbericht: Erkältung- und Grippe

Eine Frau bestätigt, dass, wenn sie mal eine Erkältung bekomme, sie nach nur einer Rizinusöl-Ausleitung kaum noch was von der Erkältung bemerke *(Quelle 17a)*.

1 Erfahrungsbericht: Erhöhte Cadmium-Werte

Eine Frau hatte vor Beginn der Rizinusöl-Ausleitungen eine Haar-Mineral-Analyse machen lassen. (Anmerkung vom Autor: Der Körper schickt giftige Metalle wie Cadmium in den Haarboden, um diese mittels der Haare aus dem Körper ausleiten zu können). Die Frau machte in dem Jahr insgesamt 33 Rizinusöl-Ausleitungen. Zusätzlich nahm sie noch Chlorella-Algen und Vitamine. Die erneute Haar-Mineral-Analyse ergab, dass der Cadmium-Wert sehr stark gesunken sei. Genaue Daten verriet die Frau nicht *(18a)*.

1 Erfahrungsbericht: Schlafstörungen

Ein Patient mit Schlafstörungen berichtet, dass er seit der zweiten Rizinusöl-Ausleitung zum ersten Mal seit 4 Jahren 7 Std. durchschlafen konnte. Zuvor war dies nur 3-4 Std. möglich *(Quelle 19a)*.

1 Erfahrungsbericht: Ziehen im Ohr

Ein Patient mit chronischem Ziehen im Ohr (täglich) stellte nach der ersten Rizinusöl-Ausleitung bereits fest, dass dieses zu 95% verschwand. Auch 4 Wochen danach hatte er keinerlei Probleme mehr damit. Er selbst bezeichnete dies mit eigenen Worten als „Wunder" *(Quelle 20a)*.

1 Erfahrungsbericht: Taubheitsgefühle nach schwerer Arbeit

Hier berichtet ein Rizinusöl-Anwender, dass er seit vielen Jahren nach schwerer Arbeit (Schnee schaufeln, schwere Sachen tragen...) nächtliche Taubheitsgefühle in Armen und Beinen zu beklagen hatte. Nach einigen Rizinusöl-Ausleitungen seien diese nun vollständig verschwunden *(21a)*.

1 Erfahrungsbericht: Psoriasis/Schuppenflechte

Ein Mann berichtet, dass er seit den 1,5-jährigen wöchentlichen Rizinusöl-Ausleitungen nun keine Schuppenflechte mehr habe *(Quelle 22a)*.

Vorsichtsmaßnahmen / Nebenwirkungen

- Ein Abführen mit Rizinusöl ist nur bei einer intakten Fettverdauung möglich (Gallenblase, Bauchspeicheldrüse). Liegen also z.B **Gallensteine vor, ist die Einname von Rizinusöl eher nicht anzuraten.** Ebenso nicht bei Problemen der Bauchspeicheldrüse. Gallensteine und/oder Gallengries lassen sich in der Regel sehr gut auflösen mit 50 g Lecithin-Granulat am Tag. Jedoch ist Lecithin selbst sehr fettreich. Wer also große Probleme mit der Fettverdauung hat, sollte es mal mit Cholin + Inositol im Reinformat probieren. Beide gibt es als Pulver in gut sortierten Internetshops günstig zu kaufen.

- Da die abführende Wirkung nach der Einnahme von Rizinusöl durch die Aktivierung der im Dünndarm passiv vorhandenen Histamine erfolgt, wird diese durch die Einnahme von **Antihistaminika** blockiert. Diese dürfen also **nicht zeitgleich mit der Einnahme von Rizinusöl eingenommen werden und auch nicht zwei Tage zuvor!** Erkundigen Sie sich bei Ihrem Arzt oder Apotheker nach der Halbwertszeit (die Zeit, bis der Wirkstoff braucht, um abgebaut zu werden) des jeweiligen Präparats. Auch in der Natur gibt es einige Anti-Histaminika wie z.B. Oreganoöl oder Thymianöl. Diese Mittel blockieren Durchfall! Daher kann Rizinusöl nicht mehr wirken und kann zu Bauchkrämpfen führen!

- Rizinusöl ist nicht anzuwenden während der Schwangerschaft, bei Vorliegen von Darmverschluss sowie unklaren Bauchschmerzen.

- In ganz seltenen Fällen tritt eine Rizinusöl-Unverträglichkeit auf. Diese lässt sich durch die Einnahme eines Weißdornbeeren-Präparats evtl. beheben.

Entgiften Sie <u>nicht</u> mit Rizinusöl, wenn Sie...

- Anti-Histaminika einnehmen (oder 2 Tage zuvor absetzen)
- Schwanger sind
- Gallensteine haben / Ihre Fettverdauung gestört ist
- Darmverschluss oder unklare Bauchschmerzen haben

Fragen und Antworten

Löst Rizinusöl Allergien aus?

Da mit Rizinusöl bereits Allergien geheilt wurden, dürfte eher das Gegenteil der Fall sein. Während meiner ganzen Recherche fand ich keinen einzigen Fall, dass die Einnahme von Rizinusöl zu einer Allergie geführt habe. Einige sind der Auffassung, dass eine Allergie gegen Rizinusöl alleine schon deswegen nicht auftreten könne, da die Ricinolsäure im Körper nicht verstoffwechselt wird. Aus meiner Sicht jedoch wird die Ricinolsäure sehr wohl verstoffwechselt. Wie sollten sich ansonsten die Prostaglandin-E2-Wirkungen erklären lassen? Einige stellten z.B. durch regelmäßige Einnahme von Rizinusöl verstärktes Haarwachstum fest. Wie sollte die Ricinolsäure bis zur Kopfhaut kommen, wenn sie doch gar nicht verstoffwechselt werden könne? Daher aus meiner Sicht ein klares JA zur Verstoffwechselung der Ricinolsäure und ein sehr wahrscheinliches NEIN zur Allergieauslösung.

Einige Apotheker warnen vor Rizinusöl, insbesondere zur Entgiftung, da sie der Auffassung sind, Rizinusöl würde die Giftstoffe im Körper verstärkt aufnehmen. Was ist davon zu halten?

Gemeint ist, dass Rizinusöl als ein Öl die Aufnahme von fettlöslichen Toxinen verbessern kann. Bei gleichzeitiger Einnahme von Medizinalkohle und/oder Chlorella-Algen sollte dieses Problem aber nicht mehr bestehen, da diese die Toxine im Darm binden und zur Ausscheidung bringen.

Nehme ich durch Rizinusöl ab oder zu?

I.d.R. hat Rizinusöl keinerlei Auswirkungen auf das Körpergewicht.

Mir wurde die Gallenblase entfernt.
Kann ich dennoch mit Rizinusöl entgiften?

Es gibt bereits Erfahrungsberichte von Menschen, denen die Gallenblase entfernt wurde. Alle berichteten von einer problemlosen Abführung mit Rizinusöl. Demnach scheint die Anwendung auch bei nicht mehr vorhandener Gallenblase zu funktionieren. Alle Angaben wie immer ohne Gewähr und auf eigene Gefahr!

Löst Rizinusöl auch Gallensteine auf bzw. leitet diese aus?

Normalerweise nicht. Laut der Erfahrungsheilkunde könnte jedoch Lecithin-Granulat ein ausgezeichnetes Mittel sein, um diese aufzulösen. Hierzu haben sich 50 g am Tag bewährt. Erhältlich als Soja- oder Sonnenblumen-Lecithin in Drogerien.

Kann man mit Rizinusöl auch mehrmals in der Woche entgiften?

Aus meiner persönlichen Erfahrung kann ich sagen, dass dies problemlos möglich ist. Es ist jedoch die Frage, ob man die Zeit dazu hat und es verträgt. Wer bereits einen wunden „Pavian-Po" vor lauter Entgiftung hat, sollte die Sache lieber etwas langsamer angehen und nur 1-2x/Woche entgiften. Letzten Endes tut sich jeder gut daran, auf sein eigenes Körpergefühl zu hören. Wenn Sie sich gut fühlen und Zeit haben: Warum also nicht jeden Tag? Je schneller die Gifte den Körper verlassen, desto besser. Verlieren Sie keine Zeit. Allerdings verlieren Sie mit jeder Rizinusöl-Ausleitung auch jede Menge Flüssigkeit und Mineralien, vor allem Kalium. Dieses sollten Sie am Folgetag auffüllen. Z.B. mit einem BIO-Bananensaft (reich an Kalium).

Gibt es einen wissenschaftlichen Nachweis, dass Rizinusöl tatsächlich entgiftet?

Nein. Entgiften mit Rizinusöl basiert rein auf Erfahrungsheilkunde ohne jeglichen wissenschaftlichen Nachweis. Jedoch lassen sich die zahlreichen Erfahrungsberichte nicht von der Hand weisen: Wer heilt, hat Recht. Wissenschaftliche Nachweise zur Schwermetall-Ausscheidung liegen jedoch für andere Heilverfahren vor, das ich in diesem Buch auch näher beschreibe *(Siehe: Weitere Insider-Heilverfahren zur Entgiftung)*.

Eignet sich Rizinusöl auch als Mittel gegen akute Vergiftungen?

Bei akuten Vergiftungen ist Medizinalkohle das Mittel erster Wahl. Zusätzlich zur Unterstützung empfiehlt sich natürlich auch Rizinusöl, um so die giftige Gallenflüssigkeit zur Ausleitung bringen zu können. Besteht die akute Vergiftung bereits länger als 1 Woche, ist mit Rizinusöl Vorsicht geboten, da dieses eventuell den Darm zu sehr reizen könnte. Nehmen Sie in so einem Fall lieber nur die Medizinalkohle alleine.

Seit der Einnahme von Rizinusöl haben sich meine Symptome deutlich verschlechtert. Wie ist das zu bewerten?

Solche so genannten „Erstverschlimmerungen" sind ganz normal. Die Erfahrungsberichte zeigten eindeutig, dass es sich nur um eine kurzfristige Erstverschlimmerung handelt, die dann bei fortlaufender Entgiftung sich bessert bzw. verschwindet. Wie bei jeder Entgiftung werden sehr viele Gifte mobilisiert und zur Ausscheidung gebracht, so dass der Giftpegel im Blut daher kurzfristig erhöht sein kann. Deswegen ist es wichtig, das Rizinusöl mit Medizinalkohle zu kombinieren oder aber Einläufe zu machen.

Was tun, wenn man sich vor Rizinusöl s0 dermaßen stark ekelt, dass man davon erbrechen muss?

Wenn es gar nicht anders geht, besorgen Sie sich einfach Rizinusöl in Kapsel-Form. Diese gibt es unter der Bezeichnung „Abführ-Kapseln" in jeder Drogerie. Achten Sie aber darauf, dass es sich auch tatsächlich um Rizinusöl und nicht um einen anderen Wirkstoff handelt.

Wo kann man Rizinusöl am kostengünstigsten erwerben?

Am günstigsten ist immer die 1-Liter-Flasche. Erhältlich in Apotheken unter der *PZN 731 60 60*. Oder noch günstiger über eBay, Amazon oder anderen Anbietern. Ein Liter ist bereits ab ca. 10 Euro erhältlich (Stand 2020). Achten Sie darauf, dass es Ph.Eur geprüft ist. Dies bescheinigt eine pharmazeutische Reinheit.

Darf man vor oder nach der Rizinusöl-Einnahme etwas essen und wenn ja, was und wie viel?

Hier reagiert jeder unterschiedlich. Ich selbst kann ohne Probleme vor der Rizinusöl-Einnahme mir den Magen vollstopfen. Jedoch esse ich dann nur leichte Kost wie Brot, Schokolade oder ähnliches. In jedem Fall aber sollte auf all zu fettige Nahrung verzichtet werden. Denn je mehr Fett Sie zu sich nehmen, desto mehr Galle wird ausgeschüttet und diese fehlt dann bei der Verstoffwechselung des Rizinusöls. Folglich kann es zu Erbrechen kommen. Verzichten Sie also zumindest am Rizinusöl-Tag auf übermäßigen Fettkonsum! Auch nach der Rizinusöl-Einnahme sehe ich keine Probleme etwas zu essen.

Der Wirkmechanismus des Rizinusöls

Drei Wirkmechanismen konnte die Wissenschaft bereits feststellen:

Wirkmechanismus 1: Die Besetzung von 2 von 4 Prostaglandin E-Rezeptoren:

Rizinusöl bzw. die enthaltene Ricinoläure wirkt teilweise analog zum Prostaglandin E2. Dies ist ein Gewebshormon, was der Körper durch Linolsäure/Arachidonsäure selbst herstellt. Das Prostaglandin E2 besetzt dabei alle 4 vorhandenen EP-Rezeptoren von EP1 bis EP4. Die Ricinolsäure hingegen besetzt lediglich 2 Rezeptoren davon, nämlich EP3 + EP4 *(Studie 5)*. Somit ist Rizinusöl ein teilweiser Prostaglandin E2-Agonist. Die Besetzung der EP3- und EP4-Rezeptoren bewirken vor allem Haarwuchs sowie das Einleiten der Wehen in der Schwangerschaft. Erfahrungsberichte bestätigen, dass durch die regelmäßige Einnahme von Rizinusöl der Haarwuchs am ganzen Körper stärker wurde. Das betrifft auch Männer mit so genannter „erblich bedingter" Glatzenbildung. Jedoch sollte man sich hier keine Wunder erwarten. Nur weil der Haarwuchs gefördert wird, bedeutet das leider nicht, dass einem eine Löwenmähne davon wächst.

Eine ganze Reihe von Krankheiten besserten sich in Studien, die mit Prostaglandinen behandelt wurden. Ein Defizit scheint also mehr als wahrscheinlich zu sein:

Krankheitsbild:	Fehlendes Prostaglandin:
Schlechtes Haarwachstum, lichte Augenbrauen und Wimpern	E1, E2, F2-alpha
Grüner Star/Glaukom (Erhöhung des Augeninnendrucks)	F2-alpha
Durchblutungsstörungen	E1, E2, I2
Thrombosen	I2
Einleitung der Geburt	E2
Graues Haar	E2, F2a
Trigeminusneuralgie	E1
Autoimmunkrankheiten	E1, Thromboxan A2
Krebs	E1, A1
Akne	E1
Prämenstruelles Syndrom	E1

Wirkmechanismus 2: Die Ausleitung der Galle mit Unterbrechung des enterohepatischen Kreislaufs:

Die Gallenflüssigkeit ist eine in der Gallenblase gespeicherte Flüssigkeit, die sowohl fettlösliche toxische Stoffe enthält, als auch zur Fettverdauung eine maßgebliche Bedeutung hat. Daher ist es wichtig, die Galle möglichst oft auszuleiten, sodass neue Galle produziert werden kann. Denn mit jeder Neu-Produktion von Galle wird diese mit Toxinen aus dem ganzen Körper quasi beladen. Oder verständlicher ausgedrückt: Bei jeder Neuproduktion von Galle sucht der Körper nach Toxinen in allen möglichen Körpergeweben und deponiert diese in die Gallenflüssigkeit, so dass von hier aus eine endgültige Ausleitung über den Darm möglich wird. So weit jedenfalls die Theorie. Wissenschaftlich bewiesen ist das nicht. Sehr wohl aber ist wissenschaftlich bewiesen, dass in der Gallenflüssigkeit Toxine gespeichert werden. Das kann in jedem Lehrbuch nachgelesen werden. Aufgrund der zahlreichen Erfahrungsberichte mit

Rizinusöl ist jedoch von genau diesem Wirkmechanismus auszugehen. Denn die Besserung der Symptome passiert nur in den seltensten Fällen durch eine einzige Ausleitung. Vielmehr ist es so, dass es mehrere Ausleitungen braucht und diese können auch mit Erstverschlimmerungen einher gehen. Mit jeder fettreichen Mahlzeit wird Galle in den Zwölffingerdarm ausgeschüttet. Jedoch gibt es da einen Haken: Dieses passiert immer nur zu maximal 10%! Der Großteil, also 90% wird rückresorbiert, also quasi wiederverwertet und wandert wieder zurück zur Gallenblase. Das nennt man enterohepatischer Kreislauf (Entero= Darm, Hepatisch=Leber), also zu Deutsch „Darm-Leber-Kreislauf". Nur Rizinusöl bewirkt eine 100% Ausscheidung der Galle und somit auch der Giftstoffe! Denn Rizinusöl ist einerseits ein Öl (stimuliert also die Ausschüttung von Galle) und ist andererseits auch ein Mittel, welches den enterohepatischen Kreislauf durchbricht. Deswegen kann man Rizinusöl auch <u>nicht</u> mit anderen Abführmitteln wie Bittersalz vergleichen. Denn Bittersalz ist kein Öl und kann demnach auch keine Galle ausschütten.

Wirkmechanismus 3: Neue Lymphgefäße dank Rizinusöl!

Die Lmyphbahnen im Körper sind unsere „Abwasser-Kanäle", über die der Körper entgiftet. Je mehr Lymphgefäße es im Körper gibt, desto besser funktioniert die Entgiftung. Laut einer Studie *(10)* aus dem Jahr 2011, bewirken Mittel, die die Prostaglandin-Rezeptoren EP3 und EP4 stimulieren (welches bei Rizinusöl der Fall ist) die Bildung neuer Lymphgefäße. Dies könnte erklären, warum Rizinusöl auch äußerlich aufgetragen bei vielen funktioniert. Wenn Sie mit Hilfe von Rizinusöl neue Lymphgefäße bilden möchten, empfiehlt sich zusätzlich zur wöchentlichen Entgiftung auch eine tägliche Einnahme in geringen Dosen wie 2 x täglich 1 Teelöffel. In dieser geringen Menge hat Rizinusöl i.d.R. keine abführende Wirkung. Falls doch, können Sie mit ein paar Tropfen Thymianöl oder Oreganoöl den Durchfall blockieren. Da diese ätherischen Öle Histamin blockieren und die abführende Wirkung mittels Rizinusöl über Histamin funktioniert, bleibt der Durchfall durch Rizinusöl somit aus. Sie sollten daher am Entgiftungs-Tag und auch zwei Tage zuvor keine Antihistaminika wie z.B. Thymianöl / Oreganoöl einnehmen!

Was wird da eigentlich ausgeleitet? Die Gallenflüssigkeit im Detail

Der menschliche Körper produziert täglich bis zu 700 ml Galle, die in der Gallenblase gespeichert werden. Die Gallenflüssigkeit wird in der Leber von den Hepatozyten (Leberzellen) produziert. Die Gallenflüssigkeit besteht zum größten Teil (ca. 80%) aus Wasser, in dem zahlreiche Stoffe gelöst sind. Dazu zählen Lecithin, Cholesterin, konjugierte Gallensalze, Hormone und Bilirubin (das Abbauprodukt des roten Blutfarbstoffes Hämoglobin). Und was für uns vor allem interessant ist: In die Galle geschickt werden auch Medikamenten-(Rückstände), Schwermetalle, Pestizide und andere Toxine, die im menschlichen Körper nichts zu suchen haben und nur darauf warten, endlich ausgeschieden werden zu können. Viele in der Gallenflüssigkeit lagernde Stoffe werden mit Glutathion konjugiert (wasserlöslich gemacht) und somit in der Galle quasi geparkt. Die Gallenflüssigkeit wird auf etwa zehn Prozent ihres Volumens eingedickt. Gelangen Lipide (Fette) mit der Nahrung in den Dünndarm, so produzieren diese das Hormon Cholecystokinin (CCK) in der Dünndarmschleimhaut. CCK stimuliert die glatte Muskulatur in der Organwand der Gallenblase, so dass sich diese zusammenzieht und ihr Inhalt dem Speisebrei im Duodenum (Zwölffingerdarm) beigemischt wird. Wann immer wir also ein Fett aus der Nahrung aufnehmen, so wird die Gallenflüssigkeit aus der Gallenblase in den Zwölffingerdarm ausgeschüttet. Sie dient einerseits der Fettverdauung, andererseits aber auch der Neutralisation des aus dem Magen kommenden sauren Speisebreis. Leider gibt es da auch noch den so genannten „enterohepatischen Kreislauf". Dieser bewirkt, dass immer nur ca. 10% der Gallenflüssigkeit den Körper über den Stuhlgang verlässt. Die restlichen 90% werden rückresorbiert, also quasi wiederverwertet. Bei einem giftfreien Körper mag diese Funktion sinnvoll sein, um Gallenflüssigkeit einzusparen. Bei einem vergifteten Organismus hingegen ist das fatal. Und genau hier kommt Rizinusöl ins Spiel: Dieses bewirkt, dass der enterohepatische Kreislauf durchbrochen wird und somit die ganze Galle den Körper verlassen kann. Dies geschieht durch die abführende Wirkung des Rizinusöls. Leider gelingt es aber auch dem

Rizinusöl nicht immer, die gesamte Galle restlos ausscheiden zu können. Der enterohepatische Kreislauf durchkreist den Körper 5-10 x am Tag und man kann sich vorstellen, dass es auch mit Rizinusöl schwierig wird, 100% der Galle zur Ausscheidung zu bringen. Denn genau das ist ja unser Ziel. Daher ist es wichtig, das Rizinusöl mit Medizinalkohle zu kombinieren. Diese bewirkt, dass die freiwerdenden Toxine im Darm gebunden werden und daher nicht mehr rückresorbiert werden können.

So entgiften Sie mit Rizinusöl: Die Anleitung

Sie brauchen pro Sitzung:

1. 50 ml Rizinusöl

2. 50 ml Sojamilch*

3. Kakao-Pulver* (kein reiner Kakao, sondern Pulver, das zur Herstellung eines Kakaogetränks verwendet wird)

4. *eine 100 ml Medizinalflasche mit breitem Hals (bekommen Sie in jeder Apotheke). Diese ist wiederverwendbar und eine einmalige Anschaffung!*

5. *Optional: 10 g Medizinal-Kohle*

Wer Kakao und/oder Sojamilch gar nicht mag, kann stattdessen auch Karottensaft verwenden (dann natürlich ohne Kakaopulver). Kuh- statt Sojamilch halte ich für gesundheitlich bedenklich, aber zur Ausleitung wäre es dennoch geeignet. Ich empfehle es jedoch nicht! Kakao eignet sich für diesen Zweck hervorragend, weil in dem Kakaopulver Emulgatoren enthalten sind, die sich mit dem festen Rizinusöl vermischen. Zusätzlich überspielt der Kakao den unangenehmen Geschmack des Rizinusöls. Bei Karottensaft hat man diese Emulgation nicht. Sie spüren also bereits beim herunterschlucken, dass es sich um ein fettes Öl handelt, was evtl. unangenehm werden kann!

Und so gehen Sie vor:

1. Nehmen Sie die 100 ml Medizinal-Flasche zur Hand
2. befüllen Sie diese zur Hälfte (also 50 ml) mit Sojamilch
3. geben Sie ca. 2 Teelöffel Kakaopulver hinzu
4. schließen Sie die Flasche und schütteln Sie kräftig
5. jetzt gießen Sie 50 ml Rizinusöl hinzu
6. noch einmal kräftig schütteln
7. dann zügig austrinken

Wann ist der beste Zeitpunkt der Einnahme?

Zwischen 23 Uhr und 2 Uhr nachts. Warum gerade diese Zeit so wichtig ist, erfahren Sie im Kapitel „Die Organuhr". Viele machen leider den Fehler und nehmen Rizinusöl morgens ein, gegen 6 oder gar 10 Uhr. Das ist ganz schlecht. Aus eigener Erfahrung kann ich sagen, dass sich solche Einnahmezeiten so ungünstig auswirken, dass der Durchfall sich sogar noch auf den **nachfolgenden Tag erstrecken kann!** Nehmen Sie das Rizinusöl daher lieber am Abend vor dem zu Bett gehen ein. Und Sie werden sehen, dass sie morgens zwischen 6 und 10 Uhr irgendwann aufwachen werden. Es wird 1-2 Stunden Durchfall geben, aber dann ist die Sache auch erledigt und Sie können den Tag ganz normal gestalten wie sonst auch und haben keinerlei Zeitverlust. Wenn Sie mögen, können Sie die Rizinusöl-Entgiftungen jede Woche oder öfter durchführen.

Umstrittener Zusatz: Medizinalkohle

Ein Rizinusöl-Zusatz ist die Medizinalkohle, auch bekannt unter der Bezeichnung „Aktivkohle". Hierbei handelt es sich um Kohlenstoff, welcher als leichtes tiefschwarzes Pulver vorliegt, das frei von groben Teilchen ist. Die Aktivkohle ist in fast allen Lösungsmitteln unlöslich. Medizinalkohle wird aus Pflanzen durch Verkohlungsverfahren gewonnen. Die Kohle hat adsorbierende Eigenschaften, bindet verschiedenste Giftstoffe (wie auch Bakterien) an sich und führt sie über den Stuhl der Ausscheidung zu. Die Absorption der giftigen Galle, die

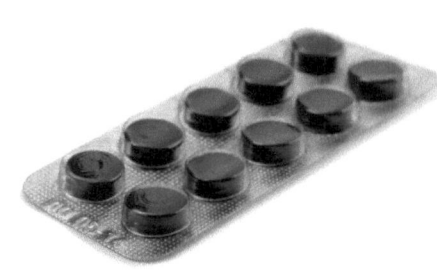

Medizinalkohle-Tabletten erhalten Sie günstig in Drogerien

durch Rizinusöl in den Zwölffingerdarm ausgeschüttet wird, wird also umgehend gebunden, so dass diese nicht mehr in den Blutkreislauf gelangen kann. So zumindest die Theorie. Die Aktivkohle ist nur im Verdauungstrakt wirksam und wird nicht ins Blut aufgenommen. **Nehmen Sie die Kohle-Tabletten nicht gleichzeitig mit Medikamenten ein, da diese dann unwirksam werden können!** Die Wirkung der Kohle ist umstritten. Die meisten Erfahrungsberichte von Rizinusöl basieren auf der Einnahme ohne Medizinalkohle. Einige Menschen glauben an eine zusätzliche Entgiftungs-Wirkung, die jedoch weder durch Studien, noch durch Erfahrungsberichte jemals bestätigt wurde. Auch der Einnahme-Zeitpunkt ist umstritten und wird von jedem anders gehandhabt. Einige verwenden Sie 24 Std. vorher, andere zeitgleich mit dem Rizinusöl. Leider kann ich Ihnen in dieser Hinsicht keinen Rat geben, da aussagekräftige Erfahrungswerte und Studien fehlen. In jedem Fall hat die Kohle auch negative Wirkungen, da sie die Aufnahme von wichtigen Vitaminen und Mineralien (und Medikamenten) hemmen. Dies ist jedoch nicht schlimm, wenn die Einnahme nur 1 Tag in der Woche erfolgt.

Was sind Prostaglandine und was bewirken sie?

Wer sich intensiv mit Rizinusöl beschäftigt, wird um das Thema Prostaglandine nicht drumherum kommen. Aber warum eigentlich? Was hat denn Rizinusöl mit Prostaglandinen zu tun? Und was sind Prostaglandine eigentlich? Fangen wir also ganz von vorne an: Prostaglandine sind Gewebshormone, die <u>nicht</u> in einem bestimmten Organ produziert und dann in die Blutbahn geschickt werden, sondern im Gewebe <u>direkt vor Ort</u> gebildet werden. Zur Herstellung benötigt der Körper Baumaterial. Und das sind die beiden essentiellen Fettsäuren Linolsäure (Omega 6) sowie Alpha-Linolensäure (Omega 3). Doch da ein Bild mehr sagt als 1000 Worte, habe ich in der folgenden Grafik die Prostaglandin-Synthese aufgezeigt:

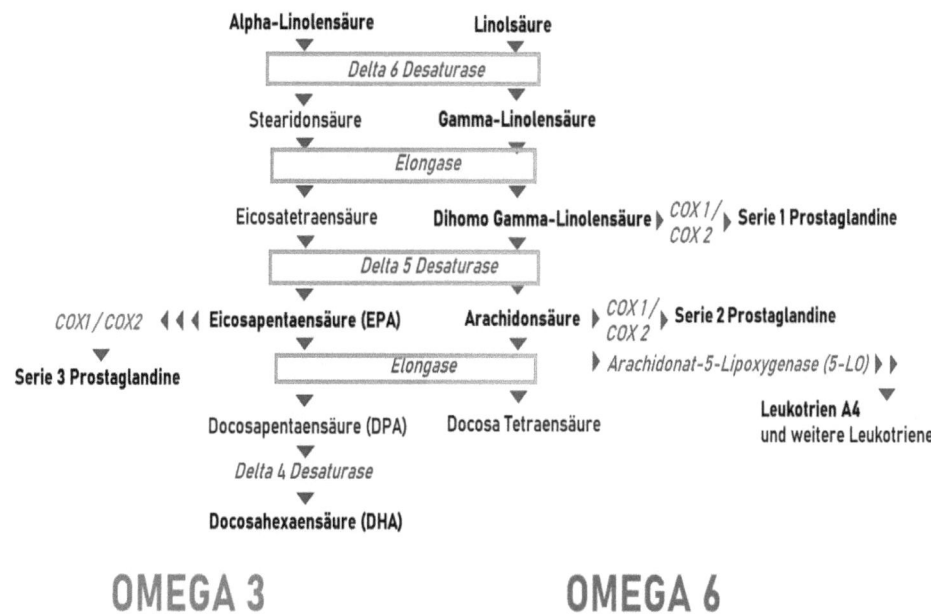

Mittels Enzymen wird aus der Ausgangssubstanz Alpha-Linolensäure (Omega 3) die Eicosapentaensäure (EPA) gebildet und von dort aus die Prostaglandine der Serie 3. Die Linolsäure (Omega 6) wird weiter zur Arachidonsäure verstoffwechselt und von dort aus zu den Prostaglandinen der Serie 2. Die so genannten entzündungshemmenden

Prostaglandine der Serie 1 können nur mittels Borretschöl und/oder Nachtkerzenöl gebildet werden. Zur Herstellung von Prostaglandinen benötigt der Körper immer die Enzyme Cyclooxigenase-1 (COX-1) und Cyclooxigenase-2 (COX-2). Werden diese gehemmt (z.B. durch Aspirin, Cetirizin oder Thymianöl u.a.) ist nur noch die Cyclooxigenase-1 aktiv. Zwar gibt es auch Cyclooxigenase-Hemmer, die beide Formen hemmen. Doch sind heutzutage eher selektive Hemmer üblich, die <u>nur</u> COX-2 hemmen. Das macht auch Sinn, denn COX-2 wird immer dort gebildet, wo Entzündungen entstehen bzw. bereits entstanden sind. Mit Hemmung der COX-2 möchte die Schulmedizin also Entzündungen unterdrücken. Früher gab es noch keine selektiven COX-2-Hemmer in der Pharmaindustrie. Obwohl selektive COX2-Hemmer in der Natur immer schon vorkamen wie z.B. Thymianöl, war dies von der Pharmaindustrie nicht von Interesse. Erst seit wenigen Jahren bietet die Pharmaindustrie selektive COX-2 Hemmer an, die die Blockierung von COX-1 unberührt lassen. Das ist sehr wichtig, denn Prostaglandine sind keinesfalls nur an Entzündungen beteiligt. Sie haben vielfältige Aufgaben im ganzen Organismus wie z.B. den Schutz des Magens, die Durchblutung, den Knochenstoffwechsel und einiges mehr. Schauen wir uns doch einmal im Detail an, welches Prostaglandin, welche Aufgaben hat:

<u>Prostaglandin E1</u>: Dieses ist das wichtigste Prostaglandin zur Steigerung der Durchblutung. Es wird sogar in der Notfallmedizin unter dem Namen „Alprostadil" eingesetzt, um akute Durchblutungsstörungen zu behandeln. Dabei stellt es die Gefäße weit und es werden zudem bei schlechter Durchblutung neue Blutgefäße gebildet mit Hilfe des VEGF-Proteins (Vascular endothelial growth factor), außerdem hemmt es die Thrombozytenaggregation (das Verklumpen von Blutplättchen), es hemmt die Proliferation (Zellvermehrung) und erhöht das cAMP (zyklisches Adenosin-Monophosphat) in vielen Geweben. Ebenso aktiviert es die T-Lymphozyten (das sind die Lymphozyten, die im Thymus gebildet werden), somit stärkt Prostaglandin E1 auch die Immunabwehr und auch der Knochenstoffwechsel wird durch die E-Prostaglandine stimuliert *(Studie 19)*. Zu erwähnen sei noch, dass Prostaglandin E1 20 mal stärker ist, als Prostaglandin E2 *(Studie P333)* und dass das Verhältnis beider

Prostaglandine meistens ungünstig verschoben ist (zu viel E2, zu wenig E1). Strittig ist bislang (Stand 2017), ob beide Prostaglandine an die selben Rezeptoren (EP1, EP2, EP3 und EP4) binden. Aufgrund der jetzigen Studienlage deutet jedoch alles darauf hin *(Studie 333)*. Das bedeutet: Beide Prostaglandine konkurrieren um die selben Rezeptoren!

Prostaglandin E2: FAST so gut durchblutungsfördernd wie das E1 und darüber hinaus bildet das Prostaglandin E2 einen neutralisierenden Schleim, der Magen und Speiseröhre schützt (Studie P20). Wenn Sie öfter mal Sodbrennen (Reflux) haben, dann könnte ein Prostaglandin-E2-Mangel die Ursache sein. Darüber hinaus hat Prostaglandin E2 auf das Immunsystem sehr regulierende Eigenschaften und bewirkt auch eine Neubildung von Blutgefäßen, ähnlich dem Prostaglandin E1. In diversen Studien konnte nachgewiesen werden, dass Prostaglandin E2 zu einer deutlichen Durchblutungssteigerung in den Nieren führt (Studie P1) und auch der Knochenstoffwechsel wird durch die E-Prostaglandine stimuliert (Studie P19).

Prostaglandin D2: Fördert den Schlaf, hemmt die Thrombozytenaggregation (Verklumpen von Blutplättchen), fördert die Vasodilatation (Erweiterung der Blutgefäße) in der Niere sowie eine Bronchokonstriktion (Verengung der Blutgefäße in den Bronchien, daher auch der Zusammenhang mit Asthma) und fördert die Wasserreabsorption im Dünndarm. Und obwohl es zu den 2-er-Prostaglandinen gehört, haben Wissenschaftler herausgefunden, dass das aus der Arachidonsäure gebildete Prostaglandin D2 entzündungshemmend wirkt *(Studie P30)*. Und auch die sogenannten „entzündungsfördernden" Prostaglandine leiten nicht nur eine Entzündung ein, sondern sorgen sorgen auch dafür, dass diese wieder beendet wird. Man tut dem Körper also keinen Gefallen damit, wenn man „entzündungsfördernde" Prostaglandine blockiert, wie das bei den schulmedizinischen COX-Hemmern getan wird.

Prostaglandin I2 (Prostacyklin): PGI2 ist zusammen mit PGE2 das Hauptprostaglandin, welches in das Entzündungsgeschehen involviert ist. Es erhöht die Gefäßpermeabilität (Die Durchlässigkeit von Blutgefäßen, was die Gewebeschwellung hervorruft), ist an der Entstehung der Rötung beteiligt und verstärkt den Schmerz. Prostacyclin ist der stärkste Thrombozytenaggregationshemmer und schützt daher vor Thrombosen wie kein anderes Prostaglandin! Prostacyclin bewirkt eine Verbesserung und Entstörung der Blutzirkulation. Es wird hauptsächlich im Gefäßendothel und der glatten Muskulatur gebildet und hat einen blutgefäßerweiternden, Zellvermehrung hemmenden und zellschützenden Effekt.

Prostaglandin F2-alpha: Fördert die Kontraktion der glatten Muskulatur und wird als Antagonist (Gegenspieler) zum Prostaglandin E2 verstanden.

Thromboxan A2: Kann als Gegenspieler des Prostaglandin I2 (Prostacyklin) angesehen werden. Es wird hauptsächlich von Thrombozyten gebildet und fördert die Thrombozytenaggreation. Das ist wichtig, damit man bei Verletzungen nicht verblutet (salopp gesagt). Des Weiteren bewirkt es eine Gefäßverengung.

Erst durch Andocken der Prostaglandine an die Rezeptoren kommt es zur eigentlichen Wirkung:

Nach der Herstellung der Prostaglandine docken diese an Rezeptoren („Schlüssellöcher") an und erst jetzt kommt es zur eigentlichen Wirkung.

Welche Rolle spielt Rizinusöl bei der Prostaglandin-Synthese?

Wie Sie ja nun gelernt haben, braucht der Körper zur Herstellung von Prostaglandinen essentielle Fettsäuren. Das sind lediglich 2 (Linolensäure und Alpha-Linolensäure). Beide kommen im Rizinusöl nicht bzw. nur in ganz geringen Mengen vor. Trotzdem ist Rizinusöl ein regelrechter

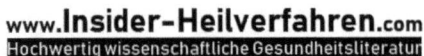

Prostaglandin E2-Booster. Doch wie macht es das?

1.) Rizinusöl stimuliert die Bildung von Prostaglandin E2 aus Zellmembranen: Es animiert die in den Zellmembranen sitzende Arachidonsäure dazu, aus dieser Prostaglandin E2 zu synthetisieren *(Studie P18a)*

2.) Rizinusöl ist ein halbes Prostaglandin E2 <u>selbst</u> *(Studie 5)*:

Stoffe, die die selben pharmazeutischen Wirkungen haben wie das Original, werden als Analoga bezeichnet. Obwohl Rizinusöl mit der enthaltenen Ricinolsäure keineswegs ein Prostaglandin ist, verhält es sich zumindest teilweise so. Denn es dockt <u>selbstständig</u> an 2 der 4 Prostaglandin E-Rezeptoren an. Und zwar an EP3 und EP4 *(Studie 5)*. Die Rezeptoren EP1 und EP2 werden durch Rizinusöl nicht selbst besetzt. Allerdings animiert Rizinusöl wie oben bereits beschrieben, den Organismus dazu, das Prostaglandin E2 selbst zu produzieren. Und das original Prostaglandin E2 besetzt dann alle 4 Rezeptoren. Die Stimulierung der EP3 und EP4-Rezeptoren bewirken hauptsächlich Haarwachstum und das Einleiten von Wehen in der Schwangerschaft. Deswegen wird Rizinusöl auch sehr gerne als Haarwuchsmittel und zur Einleitung von Wehen in der Schwangerschaft (Wehencocktail) eingesetzt. Das ist das große Geheimnis dahinter.

Krank durch Prostaglandin-Mangel: Rizinusöl als Heilsbringer?

Sie haben all die positiven Erfahrungsberichte über Rizinusöl gelesen. Glauben Sie wirklich, dass dies alles nur durch Entgiftung zustande kam? Wenn ja, warum berichten dann nicht auch Patienten, die andere Entgiftungsmethoden anwandten, von solchen Erfolgen wie Heilung der Kurzsichtigkeit oder des vermehrten Haarwuchses? Und wie soll die entgiftende Wirkung eigentlich auch äußerlich angewandt zustande kommen? Denn Rizinusöl wirkt auch äußerlich und das unterbricht weder den enterohepatischen Kreislauf, noch entgiftet es den Darm. Es ist also vielmehr davon auszugehen, dass Rizinusöl aufgrund seiner

Prostaglandin E2-Booster-Aktivität wirkt. Doch kann es wirklich sein, dass so viele Menschen einen Mangel an Prostaglandinen haben? Es heißt doch immer, wir seien ja angeblich durch Omega-6-Fettsäuren maßlos überversorgt und es würde lediglich am so genannten entzündungshemmenden Omega 3 mangeln. Doch ist dem wirklich so? Schauen wir uns einmal an, welche Krankheiten mit welchen Prostaglandin-Mängeln assoziiert sind:

Krankheitsbild:	Fehlendes Prostaglandin:
Schlechtes Haarwachstum, lichte Augenbrauen und Wimpern	E1, E2, F2-alpha
Grüner Star/Glaukom (Erhöhung des Augeninnendrucks)	F2-alpha
Durchblutungsstörungen	E1, E2, I2
Thrombosen	I2
Einleitung der Geburt	E2
Graues Haar	E2, F2a
Trigeminusneuralgie	E1
Autoimmunkrankheiten	E1, Thromboxan A2
Krebs	E1, A1
Akne	E1
Prämenstruelles Syndrom	E1

Auch Autoimmunkrankheiten vom Prostaglandin-Mangel betroffen:

Bei Autoimmunerkrankungen hat man eine Hyperaktivität von B-Zellen (weiße Blutkörperchen, die im Knochenmark gebildet werden) und ein gleichzeitiger Verlust der regulatorischen Kontrolle durch T-Zellen (weiße Blutkörperchen, die im Thymus gebildet werden), gefunden. Prostaglandine sind bekannt, um die Immunantwort zu regulieren. Ein Mangel an Prostaglandin E1 und/oder Thromboxan A2 tun B-Zellen aktivieren und die T-Zell-Funktion unterdrücken. Viren spielen bei der Pathogenese von Autoimmunerkrankungen ebenso eine wichtige Rolle. Es ist bekannt, dass Viren das für die Prostaglandin-E1-Synthese notwendige Enzym *Delta-6-Desaturase* blockieren und somit die zellvermittelte Immunantwort verringern *(Studie P10)*.

Sie sehen also schon: Es ist sehr wahrscheinlich, dass sehr viele Krankheiten auf das Konto von Prostaglandin-Mangel gehen. Daher ist es wichtig, die Prostaglandin-Synthese wieder anzukurbeln. Mit Rizinusöl alleine genügt das leider nicht, denn Rizinusöl gibt lediglich den Impuls zur Prostaglandin-Produktion, ohne das Baumaterial dafür zu liefern. Sie brauchen die zwei essentiellen Fettsäuren Omega 6 und Omega 3. Nun ist aber Omega 6 nicht gleich Omega 6 und Omega 3 nicht gleich Omega 3. Denn essentiell, also lebensnotwendig sind nur 2 Fettsäuren:

- Alpha-Linolensäure (Omega 3)
- Linolsäure (Omega 6)

Alle anderen Fettsäuren kann der Körper selbst herstellen!

Das gilt auch für gesättigte und einfach ungesättigte Fettsäuren (Omega 9), wie sie beispielsweise im Olivenöl vorkommen. Daher hat Olivenöl keinen gesundheitlichen Nutzen. Wenn Sie jetzt sagen „Ja, aber wir verzehren doch so viel Omega 6 Fettsäuren durch unsere moderne Ernährung", dann würde ich Ihnen raten, einmal genau hin zu schauen. Fangen wir mit der Linolsäure (Omega 6) an:

- Traubenkernöl ca. 65 %
- Distelöl (Safloröl) ca. 65%
- Hanföl ca. 50 %
- Sojaöl ca. 55%
- Baumwollsaatöl ca. 50%
- Weizenkeimöl ca. 50%
- Maiskeimöl ca. 50%
- Sonnenblumenöl ca. 60%
- Sonnenblumenöl zum braten ca. 5%
- Rapsöl ca. 25%
- Leinöl ca. 15%
- Olivenöl ca. 5%
- Walnüsse ca. 34%
- Erdnüsse ca. 14%
- Haselnüsse ca. 8%

Das bedeutet: Sie müssten 100 g Walnüsse am Tag essen, um auf 34 g Linolsäure zu kommen. Oder 100 ml Traubenkernöl trinken, um auf 65 g zu kommen. Würde ich Ihnen aber nicht empfehlen, denn Traubenkernöl ist das am meisten belastete Öl mit Pestiziden und das gilt leider auch für BIO-Öle. Die Verbraucherschutz-Magazine berichteten! Bei Sonnenblumenöl haben wir eine Besonderheit: Während das „naturbelassene" Sonnenblumenöl einen sehr hohen Linolsäure-Gehalt bis zu ca. 70% aufweist, so hat das Sonnenblumenöl, welches zum braten verwendet wird, meist gerade mal um die 2%-5% (in etwa). Denn die Linolsäure eignet sich nicht zum braten. Daher hat man diese herausgezüchtet. Sie sehen also schon: SO einfach kommen wir nicht an die Linolsäure, wie uns immer wieder verkauft wird! Linolsäure ist Mangelware. Und selbst wenn Sie dennoch ausreichend davon verzehren, könnte es gut sein, dass Sie einen Enzymmangel haben, der die

Linolsäure nicht weiter zur Arachidonsäure und den Prostaglandinen konvertieren kann. Eine weitere Möglichkeit an Prostaglandine der Serie zwei zu kommen, ist die Aufnahme von reiner Arachidonsäure aus tierischen Lebensmitteln, insbesondere Schweineschmalz und Innereien. Doch wer verzehrt diese schon? Von den ganzen Schattenseiten der gemeingefährlichen „Fleisch-Mafia" mit Massentierhaltung, Wachstumshormonen und Antibiotika mal ganz abgesehen.

Schauen wir uns nun an, wo die zweite essentielle Fettsäure, die Omega 3-Alpha-Linolensäure überall vorkommt:

- Leinöl: ca. 60%
- Chiaöl: ca. 60%
- Perillaöl: ca. 60%
- Sacha Inchi Öl: ca. 50%
- Leindotteröl: ca. 35%
- Hanföl: ca. 15%
- Walnussöl: ca. 13%
- Rapsöl: ca. 9 %
- Sojabohnenöl: ca. 8 %

Sie sehen also schon, dass es sowohl an Omega 3, als auch an Omega 6 mangelt. Fälschlicherweise werden Omega-6-Fettsäuren immer als „böse" und entzündungsfördernd dargestellt, was so per se aber nicht stimmt. Warum diese zwei Fettsäuren so wichtig sind, ist leicht erklärt: Es geht um die Bildung der so genannten Eicosanoide. Das sind lokal im Gewebe gebildete Hormone, die eine ganze Reihe von Aufgaben im Organismus erfüllen. Die hauptsächlichen Gewebshormone sind die Prostaglandine. Mangelt es aber an Linolsäure (Omega 6) und/oder an der Alpha-Linolensäure (Omega 3), dann werden nur noch unzureichend

Prostaglandine und andere Eicosanoide gebildet. Als Folge kommt es zu zahlreichen gesundheitlichen Problemen.

Unter welchen Kriterien werden welche Prostaglandine gebildet?

- Durch den Verzehr der meisten linolsäurehaltigen Öle (Sonnenblumenöl, Distelöl, Traubenkernöl) wird immer die Arachidonsäure gebildet und daraus dann die Prostaglandine der Serie 2 (und NUR die Serie 2)! Warum das so ist, ist bislang unklar. (Studie P12)

- Wird ein Öl verzehrt, wo die Gamma-Linolensäure bereits fertig vorkommt (Borretschöl, Nachtkerzenöl, Johannisbeersamenöl), werden daraus die Prostaglandine der Serie 1 gebildet (Studie P16). Allerdings gibt es keine Pflanzenöle, wo nur Gamma-Linolensäure alleine enthalten ist. Denn alle Öle, wo Gamma-Linolensäure vorkommt, enthalten auch extrem hohe Mengen an Linolsäure und diese wiederum wird zur Arachidonsäure konvertiert. Öle, wo die Gamma-Linolensäure (GLA) bereits fertig vorkommt sind: Borretschöl (20-25% GLA), schwarzes Johannisbeersamenöl (15-20 % GLA) sowie Nachtkerzenöl (10% GLA).

- Werden zusätzlich zur Gamma-Linolensäure (Borretschöl, Nachtkerzenöl...) auch noch Omega-3-Fettsäuren konsumiert (und zwar die fertig verstoffwechselten EPA und DHA aus Lachsöl), so werden aus der Gamma-Linolensäure noch mehr (so genannte entzündungshemmende) Prostaglandine der Serie 1 gebildet. In einer Studie führte die Verabreichung von Borretschöl + Lachsöl zu 73 nmol/mg Prostaglandin E1, im Vergleich zu 39.7 nmol/mg bei alleiniger Verabreichung von Borretschöl. Bei alleiniger Verabreichung von Nachtkerzenöl kam es nur zu 29 nmol/mg und bei alleiniger Verabreichung von Maisöl (reich an der Omega 6-Linolsäure, enthält aber keine Gamma-Linolensäure wie z.B.

Borretschöl), kam es zu weniger als 0,1 nmol/mg Prostaglandin E1 (Studie P13).

Warum gesunde Menschen durch Omega 6 keine Entzündungen bekommen

Nach dem Konsum Omega-6-reicher Nahrung, reichert sich die Arachidonsäure in Zellmembranen an und wird von dort aus bei Bedarf in die Prostaglandine der Serie 2 (insbesondere Prostaglandin I2 und E2) umgewandelt. Voraussetzung für die Umwandlung von Arachidonsäure zu Prostaglandinen sind 2 Enzyme:

Cyclooxygenase 1 (COX-1) sowie

Cyclooxygenase 2 (COX-2)

Der Unterschied dieser beiden Enzyme ist leicht erklärt: COX-1 befindet sich in Geweben des ganzen Körpers. COX-2 zusätzlich in entzündetem Gewebe. Während die Prostaglandin E2-Synthese über COX-1 eher normal-routinierte Tätigkeiten zur Aufrechterhaltung der Körperfunktionen verrichtet, wie der Bildung von neutralisierendem Schleim des Magens oder einer durchblutungsfördernden Wirkung, so wirkt entzündungsfördernd nur der Weg über COX-2. Deswegen können gesunde Menschen viel Omega-6-reiche Linolsäure konsumieren, ohne Entzündungen davon zu bekommen, während bei kranken Menschen (z.B. bei Arthrose, Gicht etc.) die Linolsäure möglicherweise zu stärkeren Krankheitssymptomen führen kann. Viele Menschen sind der Meinung, dass Omega 6 grundsätzlich die Ursache ihrer entzündungsinvolvierten Krankheit ist. Doch dem ist aus meiner Sicht ganz sicherlich nicht so. Denn gesunde Menschen spüren unter einer hohen linolsäurereichen Kost keinerlei Entzündungen. Diese können gar nicht entstehen, weil dazu ja das COX-2-Enzym fehlt und dieses nur in entzündetem Gewebe synthetisiert wird. Die COX-2 wird also nicht durch die Omega-6-Linolsäure gebildet, sondern war vorher schon da und wurde durch eine Entzündung (z.B. einem Sonnenbrand) im Gewebe synthetisiert. Die Ursachen der Entzündung liegen ganz wo anders. Meist in einer chronischen Vergiftung (oder einem Sonnenbrand, als Beispiel). Wenn Menschen nach einem hohen Verzehr von Omega-6-reichem Pflanzenöl Pickel bekommen, dann liegt das meist an den enthaltenen Pestiziden oder daran, dass sie Öl gebraten bzw. frittiert haben. Da darf man sich natürlich nicht wundern, wenn dann Entzündungen entstehen, denn mehrfach ungesättigte Fettsäuren sind sehr instabil. Sie sind sehr anfällig für Oxidation. Ganz besonders stark mit Pestiziden soll Traubenkernöl belastet sein. Das gilt sogar auch für BIO-Öle. Die Verbraucherschutz-Institute berichteten. In jedem Fall aber sind BIO-Öle den Herkömmlichen vorzuziehen.

Es gibt weder entzündungshemmende, noch entzündungsfördernde Prostaglandine

Bis heute herrscht der weit verbreitete Irrglaube, Prostaglandine der Serie 1+3 seien entzündungshemmend, während die der Serie 2 (aus Arachidonsäure) entzündungsfördernd wirken. Doch wenn man sich die wissenschaftlichen Publikationen sowie die zahlreichen Erfahrungsberichte von Menschen durchliest, die hoch dosiertes Omega 6 konsumierten, dann kann man nicht davon ausgehen, dass Omega 6 entzündungsfördernd wirkt. Prostaglandine haben vielmehr eine immunregulatorische Wirkung. In einer 2009 erschienenen Studie fanden Wissenschaftler heraus, dass auch Prostaglandine der Serie 2 (insbesondere Prostaglandin D2 und F2-alpha) eine entzündungshemmende Wirkung haben (Studie 30). Da entzündetes Gewebe aber reich am Enzym Cyclooxigenase-2 (COX-2) ist, werden an entzündeten Stellen des Körpers vermehrt Prostaglandine gebildet. In jedem Fall aber sollte man nicht glauben, dass Prostaglandine die Ursache von Entzündungen sind! Denn die Entzündung muss vorher schon da gewesen sein, bis eine übermäßige Prostaglandin-Produktion überhaupt stattfinden kann. Zwar findet sich COX-2 auch an anderen Stellen des Körpers (z.B. im Rückenmark, auch wenn keine Entzündungen vorliegen). Aber damit Entzündungen durch Omega 6 überhaupt entstehen können, muss vorher schon eine Entzündung dagewesen sein! Und selbst dann ist es nicht so, dass Omega 6 zu Entzündungen ohne

Ende führt. Sondern vielmehr wird eine Heilung eingeleitet und das bestätigen auch die Erfahrungsberichte. Somit können Omega-6-Fettsäuren niemals die Ursache von Entzündungen sein. Das ist wirklich an den Haaren herbei gezogen!

Vorsicht vor nichtsteroidale Entzündungshemmer

Von der Einnahme sogenannter COX-Hemmer (z.B. Aspirin, Diclofenac u.a.) rate ich ab. Es hemmt die Enzyme, die zur Prostaglandin-Produktion benötigt werden. Und damit kommt es durch die Einnahme dieser Medikamente zu einem Prostaglandin-Mangel. Auch die selektiven COX-2-Hemmer <u>können</u> zu schweren Nebenwirkungen wie Herzinfarkt oder Schlaganfall führen. **Es gibt jedoch natürliche COX-2-Hemmer aus der Natur** wie z.B. Oreganoöl, Thymianöl *(Studie 725)*, Lemongrasöl *(Studie 728)* oder Knoblauch *(Studien 726, 727)*. Diese haben i.d.R. keine Nebenwirkungen und <u>schützen</u> sogar vor Herzinfarkt und Schlaganfall. Sehr hohe Dosen können allerdings das Blut (zu) stark verdünnen. Informieren Sie Ihren Arzt, wenn Sie hohe Dosen natürliche COX-2-Hemmer einnehmen. Die Einnahme der ätherischen Öle sollte 5-10 Tropfen pro Tag nicht überschreiten! Tasten Sie sich langsam heran, wie gut sie sie vertragen. Das Lemongrasöl ist das Mildeste der aufgeführten Mittel. Während Knoblauch, Thymian- und Oreganoöl sehr scharf sind.

Wenn Entzündungen im Körper vermehrt auftreten, dann hat das ganz andere Gründe (meist zu viel Harnsäure und/oder Toxine, Bakterien, Viren, Pilze etc). Nicht aber ein zu viel an Omega 6 bzw. Prostaglandinen. Eine Hemmung dieser ist also nur kurzfristige Symptomunterdrückung und verschlimmert die gesundheitliche Situation noch weiter *(Studie P66a)*. Die COX-2-Hemmer aus der Natur haben einen anderen Wirkmechanismus, der noch nicht ganz verstanden ist. Möglicherweise u.a. durch Abtötung der Mikroben und Entlastung des Immunsystems.

Der Enzym-Mangel

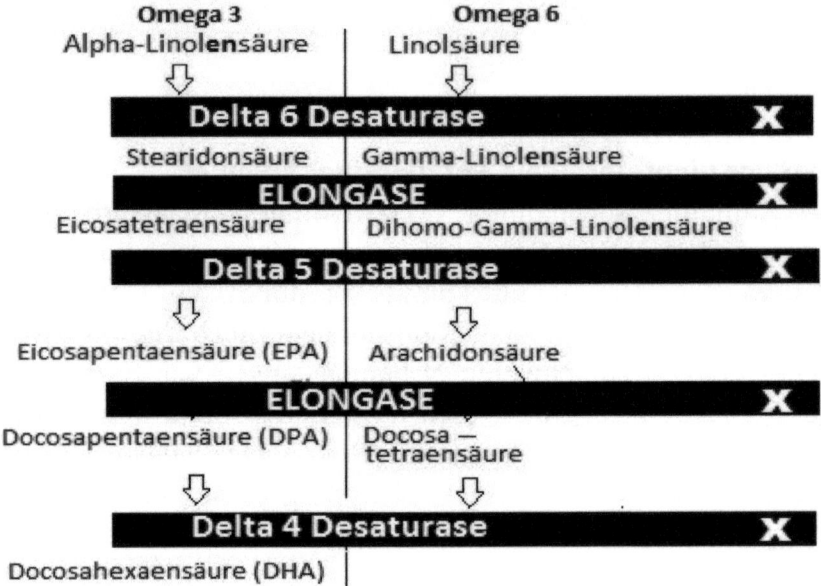

Grafik: © Christian Meyer-Esch

In der oben dargestellten Grafik sehen Sie, dass insgesamt 4 verschiedene Enzyme dafür sorgen, dass aus den Ausgangssubstanzen (Linolsäure / Omega 6) bzw. Alpha-Linolensäure (Omega 3) die weiteren Stoffwechselzwischenprodukte und schließlich die Arachidonsäure bzw. Eicosapentaensäure (EPA) gebildet werden, woraus dann letzten Endes die Prostaglandine entstehen. Mit anderen Worten: Mangelt es bereits am 1. Enzym, der Delta-6-Desaturase, werden überhaupt keine Prostaglandine gebildet! Jetzt werden einige wahrscheinlich ihren Spaß haben und denken „Das ist doch wunderbar. Dann brauche ich kein Aspirin mehr". Doch so wunderbar ist das leider nicht. Der Körper ist auf Prostaglandine dringend angewiesen, wie ich es ja auch bereits ausführlich in diesem Buch erklärt habe.

Sind die ersten beiden Enzyme, die Delta-6-Desaturase und die Elongase aber aktiv und mangelt es nur am 3. Enzym (der Delta-5-Desaturase), wäre das nicht ganz so schlimm. Denn daraus könnte der Körper immerhin noch die Prostaglandine der Serie 1 bilden und wenn Fischöl konsumiert wird, auch die Prostaglandine der 3. Serie. Doch das ist natürlich nicht unser Ziel. Denn wir wollen alle 3 Prostaglandin-Serien. Jetzt geht es also darum, den Organismus wieder in so weit aufzubauen, dass alle Enzyme wieder korrekt funktionieren.

Neben Diabetikern, die fast immer diese Enzym-Mängel haben (Studie P222), wird angenommen, dass auch Menschen die viel Arachidonsäure über die Nahrung aufnehmen (die also viele tierische Produkte konsumieren), diesen Enzymmangel haben, da der Körper vermutlich denkt, dass er dieses Enzym nicht mehr braucht, da ja genug „fertige" Arachidonsäure konsumiert wird. Diese Menschen haben alles andere als einen Prostaglandin 2-Mangel. Davon dürften sie mehr als genug haben. Was bei diesen Menschen fehlt, sind die Prostaglandine der Serie 1. Denn diese können nur mittels pflanzlichen Omega 6-Ölen, insbesondere Borretschöl, Nachtkerzenöl und dem Öl der schwarzen Johannisbeere gebildet werden. Idealerweise zusammen mit Fischöl. Beim alleinigen Konsum von Fisch(öl) + Arachidonsäure aus Fleisch jedoch, bleibt die Prostaglandin 1-Produktion aus.

Und so kurbeln Sie die Enzymaktivität der Delta-5-und 6- Desaturase wieder an:

Durch mäßige Kalorienzufuhr *(erhöht die Enzymaktivität um 300%)*
Vitamin B3
Vitamin B6
Zink
Vitamin C
Melatonin (Das „Schlafhormon")

(Studie 222)

Sie können die Nährstoffe natürlich am einfachsten durch ein Multivitamin-Präparat aufnehmen. Oder Sie konsumieren Lebensmittel, in denen diese Nährstoffe vermehrt vorkommen. Auf den folgenden Seiten finden Sie die Nährstoff-Tabellen dazu.

Vitamin B3 (Niacin) gibt es in zwei verschiedenen Formen: *Nikotinsäure* und *Nikotinamid*. Ersteres ist für den so genannten „Flush" verantwortlich, also das Erröten der Haut durch Vasodilatation (Gefäßweitstellung), ausgelöst durch das Gewebshormon Prostaglandin D2. Es braucht dazu allerdings sehr hohe Dosen von mindestens 100 mg, welche über die normale Ernährung kaum aufgenommen werden können. Bei der zweiten Form, dem *Nikotinamid* gibt es diesen Flush-Effekt nicht. Niacin ist für das reibungslose funktionieren des Zentralnervensystems, die neuronale Entwicklung und die Funktion äußerst wichtig. Es reguliert auch den Cholesterin-Spiegel: HDL (so genanntes „gutes" Cholesterin) erhöht sich, während die pathologischen Cholesterin-Werte (LDL sowie Triglyceride) gesenkt werden. Es verringert die Häufigkeit von kardiovaskulären Ereignissen, vorzeitigem Altern und altersbedingten neurologischen Störungen wie Alzheimer, amyotrophe Lateralsklerose, Muskelschwund, Parkinson und malignes Gliom (Formen von Hirntumoren, Glia= Stützgewebe des Nervensystems). Eine Besonderheit von Vitamin B3 ist, dass es vom Körper auch selbst hergestellt werden kann durch die Aminosäure *Tryptophan* (eine der 8 - 10 essentiellen Aminosäuren). Aus 60 mg Tryptophan kann die Leber 1 mg Niacin herstellen. Das heißt: 600 mg dieser Aminosäure stellen 10 mg Niacin her, was in etwa dem Tagesbedarf eines Erwachsenen entspricht. Niacin ist relativ stabil gegenüber Hitze, kochen und längerer Lagerung.

Vitamin B3 (Niacin) in pflanzlichen Nahrungsmitteln

Reiskleie	**34 mg**
Weizenkleie Flocken	**16 mg**
Geröstete Erdnüsse	**14 mg**
Getrocknete Shiitake-Pilze	**14 mg**
Erdnussbutter	**13 mg**
Getrocknete Spirulina Algen	**12 mg**
Paprika	**10 mg**
Hanfsamen	**9 mg**
Sonnengetrocknete Tomaten	**9 mg**
Chia-Samen	**8 mg**
Sonnenblumenkerne	**8 mg**
Orangensaft	**5 mg**
Kürbiskerne	**5 mg**
Weizenkeime	**5 mg**

Alle Angaben je 100 g
(Quelle: US DEPARTMENT OF AGRICULTURE)

Empfohlene Tageszufuhr für Erwachsene: **15 mg / Tag**

Vitamin B6 (Pyridoxin) ist wesentlich für mehr als 100 Enzyme im Stoffwechsel beteiligt. Der Begriff Vitamin B6 bezieht sich auf verschiedene Formen:

- Pyridoxamin
- Pyridoxal
- Pyridoxin

Pyridoxalphosphat *(Pyridoxal-5'-phosphat / p5P)* ist die aktive Form des Vitamin B6: Die Leber wandelt Vitamin B6 in die aktive Form *P-5-P* um. Für Menschen, die eine eingeschränkte Leberfunktion haben bzw. einen Enzym-Mangel, kann es hilfreich sein, Vitamin B6 als Nahrungsergänzungsmittel in der aktiven Form als P-5-P einzunehmen. Das Vitamin ist außerdem Coenzym zahlreicher enzymatischer

Reaktionen und wichtig für die Regulierung des Immunsystems, für einen konstanten Blutzuckerspiegel, den Fettstoffwechsel, für die Bildung des roten Blutfarbstoffes *Hämoglobin* und spielt auch eine wichtige Rolle zur Senkung des *Homocystein*-Spiegels (zusammen mit Vitamin B4, B9 und B12).

Vitamin B6 (Pyridoxin) in pflanzlichen Nahrungsmitteln

Reiskleie	**4,0 mg**
Paprika	**2,0 mg**
Hefe	**2,0 mg**
Pistazien	**1,7 mg**
Kleieflocken	**1,7 mg**
Weizenkeime	**1,3 mg**
Sonnenblumenkerne	**1,3 mg**
Getrocknete Shiitake-Pilze	**1,0 mg**
Sesam	**0,8 mg**
Getrocknete Kastanien	**0,7 mg**
Haselnüsse	**0,6 mg**
Hanfsamen	**0,6 mg**
Leinsamen	**0,5 mg**
Erdnüsse	**0,5 mg**
Cashewkerne	**0,4 mg**

Alle Angaben je 100 g
(Quelle: US DEPARTMENT OF AGRICULTURE)

Empfohlene Tageszufuhr für Erwachsene: **1,4 – 1,6 mg**

Zink ist ein sehr wichtiges Spurenelement für den menschlichen Körper. Zinkmangel ist heute weltweit als Unterernährungsproblem bekannt. Die Bioverfügbarkeit spielt eine wichtige Rolle bei der Absorption. Der wichtigste Hemmer der Zink-Aufnahme ist Phytinsäure (Inositolhexa- und Pentaphosphat). Hier handelt es sich um einen sekundären Pflanzenstoff, der in den äußeren Randschichten von Hülsenfrüchten,

Getreide sowie vielen Samen vorkommt. Phytinsäure ist die wichtigste Speicherform von Phosphor in Hülsenfrüchten, Getreiden und Nüssen. Der Phytin-Gehalt kann durch 12-stündiges Einweichen in 20 Grad warmen Wasser deutlich verringert werden. Allerdings nur bei Getreide und Hülsenfrüchten, nicht bei Nüssen! Bei Nüssen konnte in einer Studie *(36)* kein reduzierter Phythin-Gehalt festgestellt werden, weshalb sich hier ein einweichen nicht lohnt. Im Gegensatz zur Phytinsäure erhöhen Proteine (Eiweiße) die Zink-Resorption. Zu den wichtigsten Mangelsymptomen gehören Anämie (Blutarmut), Hypogonadismus (zu wenig Geschlechtshormone) sowie Zwergwuchs. Zink ist besonders wichtig für das Immunsystem, für Haut, Haare und Nägel, zur Wundheilung, zur Bildung von Hormonen wie Testosteron und zur Spermienproduktion.

Zink in pflanzlichen Nahrungsmitteln

Weizenkleie	**13 mg**
Weizenkeime	**12 mg**
Hefe	**8 mg**
Kürbiskerne	**7 mg**
Pfifferling getrocknet	**6 mg**
Sonnenblumenkerne	**5 mg**
Cashewnüsse	**4 mg**
Steinpilz getrocknet	**5 mg**
Sojabohnen	**4 mg**
Haferflocken	**4 mg**
Paranüsse	**4 mg**
Hirse	**3 mg**
Erdnüsse	**3 mg**
Weizengrieß	**3 mg**
Erdnussbutter/mus	**3 mg**

Alle Angaben je 100 g
(Quelle: US DEPARTMENT OF AGRICULTURE)

Empfohlene Tageszufuhr für Erwachsene: **10-16 mg / Tag**

Vitamin C, auch als Ascorbinsäure bekannt , ist ein wasserlösliches Vitamin, das für Entwicklung und Wachstum unerlässlich ist. Es hilft auch Gewebe im Körper zu reparieren. Beispielsweise sind die Dermal-Papilla-Zellen wichtige Zellen in Haut und Haarfollikeln, welche diese mit Nährstoffen versorgen. Die Dichte dieser Zellen nimmt im Laufe des Lebens immer weiter ab. Vitamin C ist eines der wenigen Mittel, die die Dichte dieser Dermal-Papilla-Zellen wieder auf das Niveau eines Jugendlichen verdichten kann *(Studie 37)*. Allerdings muss das Vit. C dazu äußerlich aufgetragen werden, der PH-Wert sollte unter 3.5 sein (sehr sauer) und es muss *frisch* vor dem auftragen angerührt werden, da es schnell verdirbt. Die Verdichtung der Papilla-Zellen bedeutet, dass es gegen Falten wirkt und theoretisch auch Haare (Kopfhaare, Barthaare etc.) wachsen lässt. Leider fehlen zum Thema Haarwuchs bislang Studien und Erfahrungsberichte, sodass bislang nicht sicher ist, ob es diesbezüglich wirkt. Vitamin C hilft auch beim Aufbau von Kollagen, es stärkt die Blutgefäßwände bzw. repariert diese. Ein Mangel ist mit der Krankheit Skorbut assoziiert, welche brüchige Blutgefäße verursacht, an denen man verbluten und schließlich sterben kann. Doch so ein massiver Mangel an Vitamin C ist selten. Viel häufiger sind moderate chronische Mängel. Vitamin C aktiviert auch die Killerzellen des Immunsystems. Es wirkt in hohen Dosen als Pro-Oxidans und in moderaten Mengen als Antioxidans und beugt Schäden durch freie Radikale vor. **Allerdings funktioniert dies meist nur in Kombination mit sekundären Pflanzenstoffen**, z.B. in Form eines Orangensafts (der auch mit zusätzlichem Vitamin C angereichert werden kann!). Vitamin C isoliert eingenommen hat jedoch kaum einen antioxidativen Effekt und kann ggf. sogar Pro-oxidativ wirken. In einer Studie an sieben Probanden wurde mittels Wasserstoffperoxid (H_2O_2) ein DNA-Schaden erzeugt und man wollte herausfinden, ob Vitamin C isoliert, ein Zuckergetränk oder ein Glas Blutorangensaft in der Lage waren, die DNA-Schäden zu verhindern. Und am Ende des Experiments zeigte sich, dass nur der Blutorangensaft dazu in der Lage war *(Studie 35)*.

<u>Vitamin C in pflanzlichen Nahrungsmitteln:</u>

Australische Buschpflaume	**3.000 mg**
Camu Camu	**2.000 mg**
Acerola Kirschen / Saft	**1.677 mg**
Hagebutten	**426 mg**
Süße gelbe Paprika	**183 mg**
Getrocknete Litschis	**183 mg**
Schwarze Johannisbeeren	**181 mg**
Komatsuna	**130 mg**
Süße rote Paprika	**127 mg**
Haferkleie Flocken	**127 mg**
Kiwis	**120 mg**
Sonnengetrocknete Tomaten	**101 mg**
Grünkohl	**93 mg**
Brokkoli	**89 mg**
Traubensaft und Orangensaft	**30 mg**

Alle Angaben je 100 g
(Quelle: US DEPARTMENT OF AGRICULTURE, u.a.)

Empfohlene Tageszufuhr für Erwachsene: **1.000 – 5.000 mg / Tag**

Die Organuhr

Beruhend auf der traditionell chinesischen Medizin erhalten die Organe je nach Uhrzeit bestimmte Tätigkeitsschwerpunkte:

23- 1 Uhr:	**Galle und Milz**
1- 3 Uhr:	**Leber**
3- 5 Uhr:	Lunge
5- 7 Uhr:	Dickdarm
7- 9 Uhr:	Magen
9-11 Uhr:	Bauchspeicheldrüse
11-13 Uhr:	Herz
13-15 Uhr:	Dünndarm
15-17 Uhr:	Blase
17-19 Uhr:	Niere
19-21 Uhr:	Kreislauf
21-23 Uhr:	3-fach Erwärmer

Die beste Zeit zum ausleiten mit Rizinusöl wäre demnach nachts zwischen 23 Uhr und 3 Uhr. Leider machen viele den Fehler und führen mit Rizinusöl in den Morgenstunden ab. Aus eigener Erfahrung kann ich davon jedoch nur dringlichst abraten. In so einem Fall erstreckt sich der Durchfall auch noch auf den nachfolgenden Tag, es kommt zu ganz plötzlichen Durchfällen und Sie werden möglicherweise kein Klo in der Nähe haben. Führen Sie jedoch im Einklang mit der Organuhr ab, haben Sie morgens ca. 30-60 Min. Durchfall und das war`s dann auch. Der Durchfall erstreckt sich nicht auch noch auf den Folgetag, es kommt zu einer kompletten Leerung des Darms und Sie werden sich fühlen wie neu geboren!

Zusätzliche Möglichkeiten zur Entgiftung

Die meisten Menschen, die mit Rizinusöl entgiften, tun dies 1x pro Woche. In der Regel am Wochenende. Doch auch an den anderen 6 Tagen pro Woche können Sie Ihren Körper entgiften. Neben Rizinusöl stehen uns noch eine ganze Reihe weiterer Mittel zur Verfügung, die die Entgiftung mit Rizinusöl verstärken und beschleunigen. All diese Mittel können Sie auch am „Rizinusöl-Tag" verwenden, also an 7 Tagen pro Woche.

Modifiziertes Zitruspektin

Pektine sind Gel-bildende Polysaccharide (Mehrfachzucker) aus Pflanzenzellwänden, insbesondere Apfel- und Zitrusfrüchten. Pektine sind eine Art Ballaststoffe und variieren in der Länge ihrer Polysaccharidketten, von 300-1000 Monosacchariden. Dadurch, dass Pektine nicht von Menschen verdaulich sind, wird das modifizierte Zitruspektin chemisch verändert (daher der Name „Modifiziert"), um die Absorptionsfähigkeit zu erhöhen. Das Pektin wird mittels erhöhtem PH-Wert und Erhöhung der Temperatur verändert. Das resultierende kleinere Molekül besteht überwiegend aus D-Polygalacturonaten und kann leichter vom menschlichen Verdauungssystem absorbiert werden. Die meisten Menschen verwenden Pektin als Geliermittel in Fruchtkonserven und Gelees. In der Tat sind viele der chemischen Eigenschaften, die Pektin in der Küche findet, ähnlich denen, die das modifizierte Zitruspektin hat. Es ist eine chemisch abgeänderte Form von Pektin, die besonders reich an Zuckermolekülen ist, die als Galaktoside bekannt sind. **Galectin-3**-Moleküle interagieren spezifisch mit denen im modifiziertem Zitruspektin gefundenen Galactosiden. Auf diese Weise wirkt Pektin als **Hemmer des Galectin-3** und verhindert somit die Aktionen, die Ihre Gesundheit schädigen können. Der Darm kann Pektin nicht in seiner natürlichen Form aufnehmen. Das macht es zu einer effektiven Faserquelle. Das Pektin aus Zitrusfrüchten **wird verarbeitet**, um die Moleküle kleiner zu machen, so dass sie leichter in den Blutkreislauf gelangen können.

Bereits nach einer Woche 500% erhöhte Schwermetall-Ausscheidung über den Urin:

Es gibt eine Reihe von Studien, die die Wirkung von modifiziertem Zitruspektin zur Ausleitung von Schwermetallen (Blei, Cadmium und Arsen) belegt haben. Eine Studie von 2008 kam zu dem Schluss, dass modifiziertes Zitruspektin ein wirksamer Chelator von Blei bei Kindern ist, die mit toxischen Blei-Niveaus ins Krankenhaus eingeliefert wurden. Kinder mit einem Blutserumspiegel von mehr als 20 mcg/dl, erhielten 15 g mod. Zitruspektin (Firma „PectaSol") in drei geteilten Dosen pro Tag. Es kam es zu einer dramatischen Abnahme der Blutserumspiegel von Blei um 161% und eine dramatische Zunahme in der 24-stündigen Urin-Ausscheidung *(Studie 1)*. Zusammenfassend zeigten fünf Fallstudien aus dem Jahr 2007 eine signifikante Reduktion der toxischen Schwermetalle (74% durchschnittliche Abnahme), ganz ohne Nebenwirkungen *(Studie 2)*. Auch bei gesunden Menschen signifikante Schwermetall-Ausscheidungen: Eine weitere Studie wurde durchgeführt, um die Wirkung von modifiziertem Zitruspektin auf die Harnausscheidung von toxischen Elementen bei gesunden Individuen zu bewerten. Den Studien-Probanden wurden täglich 15 Gramm mod. Zitruspektin für 5 Tage verabreicht. 24-Stunden-Urinproben wurden am Tag 1 und Tag 6 zum Vergleich mit dem Ausgangswert gesammelt. In den ersten 24 Std. der mod. Zitruspektin-Verabreichung erhöhte sich die Harnausscheidung von Arsen signifikant um 130%. Am Tag 6 kam es zu einer 150% erhöhten Cadmium-Ausscheidung. Bei Blei kam es sogar zu einer 560% erhöhten Ausscheidung über den Urin. Das Bemerkenswerte an dieser Studie war, dass es sich nicht um kranke Menschen mit einer akuten Metall-Vergiftung handelte, sondern um ganz normale gesunde Probanden! Sie sehen also schon, dass sich auch bei vermeintlich gesunden Menschen Schwermetalle versteckt haben, die erst durch das modifizierte Zitruspektin aufgespürt und zur Ausscheidung gebracht wurden *(Studie 3)*. Modifiziertes Zitruspektin wirkt laut Studien auch gegen Krebs und Metastasen. Ausführliche Informationen zum Thema Krebs finden Sie in meinem Buch *„Insider-Heilverfahren gegen Krebs".*

Wirkung:	Leitet Schwermetalle aus, v.a. Blei, Cadmium und Arsen
Dosierungs-Richtwert:	3 x täglich je 5 Gramm, mindestens 1 Monat lang.
€ Kosten:	**ca. 50 € / Monat,** wenn 15 g am Tag verzehrt werden und ein kg für ca. 100 € gekauft wird
Bezugs-quellen:	Diverse Internetshops
Studien:	(1) (2) (3)

Angaben ohne Gewähr. Anwendung auf eigene Gefahr!

Wirkung positiv getestet bei:

In vitro (Reagenzglas)	In vivo (Tiere)	In vivo (Mensch)
		✔

Knoblauch

Knoblauch *(Allium sativum)* gehört zu den ältesten Kulturpflanzen der Welt und wird seit Tausenden von Jahren als Arzneimittel eingesetzt. Wegen seines Geruchs wird er von vielen Menschen verschmäht. Doch seine Wirkungen auf die Gesundheit sind gigantisch: Er wirkt antimikrobiell, antithrombotisch, antiarthritisch, hypoglykämisch (blutzuckersenkend) und einiges mehr. Knoblauch stammt aus Zentralasien und dem nordöstlichen Iran. Mittlerweile wird Knoblauch jedoch sogar in Deutschland angebaut. Der größte Knoblauch-Produzent weltweit ist mit 79% China. Der Bestandteil für den typischen Knoblauch-Geruch ist das im Knoblauch enthaltende Allicin. Dieser Geruch, den viele Menschen nicht mögen, kann mit Hilfe von frischer Petersilie, Salbei, Kardamom oder Minze verhindert oder zumindest abgeschwächt werden. Knoblauch besteht nicht nur aus Schwefel, wie viele sicherlich annehmen. Es enthält ein ganzes Bündel an Nährstoffen. Besonders bemerkenswert ist das im Knoblauch vorkommende *Adenosin.* Es ist Bestandteil des ATP *(Adenosintriphosphat)* und als solches für die Energieproduktion der Zellen wichtig. Des Weiteren öffnet Adenosin Kaliumkanäle, die die Blutgefäße entspannen, den Muskeltonus reduzieren und damit den Blutdruck senken. Knoblauch stimuliert auch die T-Zellen und die natürlichen Killerzellen des Immunsystems und stärkt damit die körpereigene Abwehr, insbesondere gegen Krebs- und virusinfizierte Zellen. Die wenigsten Menschen wissen, dass Knoblauch auch ein gutes Mittel gegen Schwermetalle ist (insbesondere Blei und Cadmium). Die Behandlung von mit Blei und Cadmium belasteten Mäusen mit Knoblauch (12,5-100 mg / l) verringerte deutlich Blei- und Cadmium-Konzentrationen der Tiere in den Organen der Leber, Niere, Herz, Milz und im Blut *(Studie 11)*. Des Weiteren aktiviert Knoblauch auch Entgiftungs-Enzyme *(Studie 12)*.

Knoblauch ▶ Auf einen Blick

Wirkung:	Leitet Schwermetalle aus (v.a. Cadmium und Blei) und aktiviert Entgiftungs-Enzyme. Außerdem beinhaltet es zahlreiche weitere gesundheitsfördernde Wirkungen wie z.B. die Senkung von Blutdruck und Blutzucker (Diabetes) oder die Stärkung des Immunsystems.
Dosierungs-Richtwert:	Jeden Tag mindestens eine Knolle.
€ Kosten:	Wenn jeden Tag eine Knolle verzehrt wird, rechnen Sie mit ca. **8 €** pro Monat.
Bezugs-quellen:	In jedem Supermarkt
Auf was zu achten ist:	Der Knoblauch-Geruch, den viele Menschen nicht mögen, kann mit Hilfe von frischer Petersilie, Salbei, Kardamom oder Minze verhindert oder zumindest abgeschwächt werden. Zermahlen Sie den Knoblauch unbedingt oder zerkauen Sie ihn gut, da die Wirkstoffe erst durch die Zermahlung wirksam werden!
Studien:	**(11) (12)**

Angaben ohne Gewähr. Anwendung auf eigene Gefahr!

Wirkung positiv getestet bei:

In vitro (Reagenzglas)	In vivo (Tiere)	In vivo (Mensch)
	✔	

(R+)-Alpha-Liponsäure

Hierbei handelt es sich um eine schwefelhaltige Fettsäure, die sehr stark antioxidativ wirkt (sowohl fett- als auch wasserlöslich), welche vom Körper selbst produziert wird. Sie ist an zahlreichen Enzymen beteiligt, auch am Zucker- und Fettstoffwechsel und zählt zu den stärksten (körpereigenen) Antioxidantien. Die Mengen, die vom Körper selbst produziert werden, reichen in den meisten Fällen jedoch nicht aus, um den Bedarf (insbesondere bei Vergiftungen) gerecht zu werden, so dass eine zusätzliche Einnahme durch die Nahrung oder in Form von Tabletten hilfreich ist. Die am besten dokumentierte Wirkung ist die Ausleitung von überschüssigem Eisen aus dem Körper. Zwar gibt es auch Menschen mit einem Eisen-*Mangel,* der z.B. zu Haarausfall und Blutarmut führen kann. Umgekehrt gibt es das jedoch auch, nämlich dass zu *viel* Eisen im Körper vorhanden ist. Dies ist sehr problematisch, denn Eisen ist sehr reaktionsfreudig. Je mehr Eisen im Körper vorhanden ist, desto höher ist der oxidative Stress durch freie Radikale. Frauen vor der Menopause (Wechseljahre) verlieren durch ihre Regelblutungen sehr viel Eisen, was ihnen gesundheitlich sehr zu Gute kommt, während Kinder, Männer und Frauen nach der Menopause diesen Schutz nicht haben und daher die Gefahr eines Eisen-Überschusses entstehen kann. In einer Studie *(13)* konnte nachgewiesen werden, dass Frauen nach der Menopause deutlich höhere Eisenwerte (Ferritin) in der Haut hatten als bei Frauen vor der Menopause und **die zu hohen Eisenwerte korrelierten mit oxidativem Stress**, der Zellen schädigen und auch zu Faltenbildung in der Haut führen kann. Die Alpha-Liponsäure hat sich hier als wirksames Mittel *(Studie 14)* herausgestellt, da es mit Eisen eine chemische Reaktion eingeht und es aus dem Körper leitet. **Der Körper benötigt Eisen nur in sehr geringen Konzentrationen!** Nehmen Sie kein Nahrungsergänzungsmittel ein, in dem Eisen vorkommt! Es sei denn, bei Ihnen wurde tatsächlich ein Eisen-Mangel diagnostiziert. Außer der Alpha-Liponsäure sind **Blutspenden** und **Artemisinin** weitere Maßnahmen, um Eisen aus dem Körper zu leiten. Sie finden die Alpha-Liponsäure in Nahrungsmitteln u.a. in: Spinat, Brokkoli, Reiskleie, Rosenkohl und Tomaten, Kartoffeln und Erbsen.

Wirkung:	Ein sehr starkes Antioxidans, welches zusätzlich auch überschüssiges Eisen aus dem Körper leitet.
Dosierungs-Richtwert:	Täglich 600 mg, morgens auf <u>nüchternen</u> Magen
€ Kosten:	ca. **27 €** / Monat
Bezugs-quellen:	Internetshops, Apotheken (z.B. unter der PZN **10045245**)
Auf was zu achten ist:	Achten Sie unbedingt darauf, dass es sich um die (R+)-Variante handelt! Nur diese ist das Original. Andere Formen sind synthetisch hergestellt und haben eine deutlich schwächere Wirkung! Außerdem sollten Sie die Tabletten erst 2 Std. nach dem essen einnehmen oder 30 Min vor dem essen, da Nahrung die Aufnahme der Alpha-Liponsäure vermindert! Das aller beste ist jedoch die Einnahme morgens auf nüchternen Magen!
Studien:	**(13) (14) (15) (16)**

Angaben ohne Gewähr. Anwendung auf eigene Gefahr!

Wirkung positiv getestet bei:

In vitro (Reagenzglas)	In vivo (Tiere)	In vivo (Mensch)
		✔

Selen

Bei Selen handelt es sich um ein lebenswichtiges Spurenelement, welches wir zwingend mit der Nahrung aufnehmen müssen, da der Körper es nicht selbst herstellen kann. Viele Regionen der Welt, so auch Europa, gelten als Selen-Mangelgebiete. Große Teile der Bevölkerung sind mit Selen unterversorgt. Doch auch eine Überdosierung birgt große Gesundheitsgefahren. Sowohl ein zu viel, als auch ein zu wenig an Selen schadet massiv die Gesundheit, weshalb auf eine exakte Dosierung geachtet werden sollte. Selen ist eines der stärksten körpereigenen Antioxidantien, schützt Zellen also vor oxidativem Stress und ist auch an zahlreichen Enzymen beteiligt. Vor allem an der *Glutathionperoxidase*, welche freie Sauerstoff-Radikale unschädlich macht. Das Spurenelement eignet sich sowohl zum Schutz der Zellen vor Schwermetallen, als auch zu dessen Ausleitung, wie in einer Studie *(18)* gezeigt werden konnte: Die Anwohner in Wanshan, China, leiden unter einer erhöhten Quecksilberbelastung. Das Ziel einer Studie war es, die Auswirkungen einer oralen Supplementation mit Selen angereicherter Hefe in dieser langfristig quecksilberbelasteten Bevölkerung zu untersuchen. 103 Freiwillige aus der Region wurden rekrutiert und 53 von ihnen wurden täglich mit 100 Mikrogramm organischem Selen (als Selenhefe) für 3 Monate behandelt, während 50 von ihnen mit Hefe *ohne* Selen behandelt wurden. Es kam zu einer signifikanten Erhöhung der Quecksilber-Konzentrationen im Urin bei den mit Selen behandelten Probanden ab dem 30. Behandlungstag, welche sich bis zum 90. Behandlungstag deutlich weiter verstärkten. In den mit Placebo behandelten Gruppen kam es zu keiner erhöhten Quecksilber-Ausscheidung. Und: je stärker die Belastung mit Schwermetallen im Körper ist, desto stärker sinkt der Selen-Spiegel in den Keller *(Studie 17)*. Besonders reich an Selen sind Paranüsse mit ca. 1.900 Mikrogramm pro 100 g.

Selen in pflanzlichen Nahrungsmitteln

Paranüsse	**1.917 mcg**
Gemahlene Senfkörner	**208 mcg**
Sonnenblumenkerne	**79 mcg**
Weizenkeime	**65 mcg**
Chia-Samen	**55 mcg**
Vollkornbrot	**52 mcg**
Kleieflocken	**52 mcg**
Getrocknete Shiitake-Pilze	**46 mcg**
Haferkleie	**45 mcg**
Vollkorn-Fladenbrot	**44 mcg**
Erdnussbutter	**40 mcg**
Gelber Senf	**33 mcg**
Haferkleie Flocken	**26 mcg**
Schokoladengetränkepulver	**21 mcg**
Weizencreme	**20 mcg**

Alle Angaben je 100 g
(Quelle: US DEPARTMENT OF AGRICULTURE)

Empfohlene Tageszufuhr für Erwachsene: **200 mcg / Tag**

Selen ▶ Auf einen Blick

Wirkung:	Leitet Quecksilber aus und schützt Zellen vor Schwermetallen
Dosierungs-Richtwert:	100 mcg / Tag als Selenhefe. Verwenden Sie nicht mehr, da Selen in höheren Dosen toxisch wirkt!
€ Kosten:	Ca. 2 – 3 € / Monat
Bezugs-quellen:	Diverse Internetshops und Apotheken *(z.B. PZN: 10310003)*
Auf was zu achten ist:	Selen sollte nicht überdosiert werden, da es ansonsten toxisch wirken kann! Das gilt auch für den Konsum von Lebensmitteln.
Studien:	**(17) (18)**

Angaben ohne Gewähr. Anwendung auf eigene Gefahr!

Wirkung positiv getestet bei:

In vitro (Reagenzglas)	In vivo (Tiere)	In vivo (Mensch)
		✔

Vitamin C

Bei Ratten wurde 28 Tage lang eine Diät mit einer täglichen Dosis von 10 mg Cadmium/ kg im Futter verabreicht. Eine Gruppe davon erhielt normales Trinkwasser, die andere Gruppe Trinkwasser, was mit Vitamin C angereichert war. In der Vitamin C-Gruppe verringerte sich der Cadmiumgehalt in Leber, Nieren, Hoden und Muskeln. Die höchsten Abnahmen wurden in den Hoden gefunden, die niedrigsten in den Muskeln *(Studie 406)*. Des Weiteren ist Vitamin C auch sonst ein lebenswichtiges Vitamin, was z.B. das Immunsystem stärkt, die Blutgefäße elastisch hält oder die Kollagenbildung fördert.

Vitamin C in pflanzlichen Nahrungsmitteln:

Australische Buschpflaume	**3.000 mg**
Camu Camu	**2.000 mg**
Acerola Kirschen / Saft	**1.677 mg**
Hagebutten	**426 mg**
Süße gelbe Paprika	**183 mg**
Getrocknete Litschis	**183 mg**
Schwarze Johannisbeeren	**181 mg**
Komatsuna	**130 mg**
Süße rote Paprika	**127 mg**
Haferkleie Flocken	**127 mg**
Kiwis	**120 mg**
Sonnengetrocknete Tomaten	**101 mg**
Grünkohl	**93 mg**
Brokkoli	**89 mg**
Traubensaft und Orangensaft	**30 mg**

Alle Angaben je 100 g
(Quelle: US DEPARTMENT OF AGRICULTURE, u.a.)

Empfohlene Tageszufuhr für Erwachsene: **1.000 – 5.000 mg / Tag**

Dosierungs-Richtwert:	1 – 5 g / Tag
€ Kosten:	Ca. 1 € / Monat
Bezugs-quellen:	In Drogerien oder als Tabs in Internetshops.
Studien:	(406)

Angaben ohne Gewähr. Anwendung auf eigene Gefahr!

Wirkung positiv getestet bei:

In vitro (Reagenzglas)	In vivo (Tiere)	In vivo (Mensch)
	✔	

Weitere Entgiftungsmöglichkeiten

Insbesondere Chlorella-Algen, Spirulina-Algen, Bärlauch und Koriander sind in alternativmedizinischen Kreisen sehr populär und werden von vielen Therapeuten empfohlen. Leider sind mir zu diesen Therapien jedoch keine aussagekräftigen Studien an Menschen (nicht mal an Tieren) bekannt, so dass ich sie zum jetzigen Zeitpunkt nicht empfehlen kann. Wenn Sie eine aussagekräftige Studie kennen, teilen Sie mir diese gerne mit an: mail@insider-heilverfahren.com. Gerne werde ich mir diese für die nächste Auflage vormerken!

Übersicht über die gesicherten wissenschaftlichen Erkenntnisse der einzelnen Mittel gegen Schwermetalle:

	Blei	Cadmium	Eisen	Arsen	Quecksilber
Selen					✔
Alpha-Liponsäure			✔		
Mod. Zitruspektin	✔	✔		✔	
Vitamin C		✔			
Knoblauch	✔	✔			
Selen + A-Liponsäure + Mod. Zitruspektin	✔	✔	✔	✔	✔

Studien- und Quellverzeichnis

(1) The role of modified citrus pectin as an effective chelator of lead in children hospitalized with toxic lead levels.

https://www.ncbi.nlm.nih.gov/pubmed/18616067

(2) Integrative Medizin und die Rolle der modifizierten Zitrus Pektin / Alginate in Schwermetall-Chelat und Entgiftung - fünf Fallberichte.

https://www.ncbi.nlm.nih.gov/pubmed/18219211

(3) Die Wirkung von modifiziertem Zitruspektin auf die Harnausscheidung von toxischen Elementen.

https://www.ncbi.nlm.nih.gov/pubmed/16835878

(4) Der Mechanismus und die Abschwächung der Niacin-induzierten Spülung

https://www.ncbi.nlm.nih.gov/pmc/articles/PMC2779993

(5) Castor oil induces laxation and uterus contraction via ricinoleic acid activating prostaglandin EP3 receptors

https://www.ncbi.nlm.nih.gov/pmc/articles/PMC3384204/

(6) Cadmium overload and toxicity

https://www.ncbi.nlm.nih.gov/pubmed/11904357

(7) Cadmium and cancer

https://www.ncbi.nlm.nih.gov/pubmed/23430782

(8) Toxicity of lead: A review with recent updates

https://www.ncbi.nlm.nih.gov/pmc/articles/PMC3485653/

(9) Lead Contamination in Cocoa and Cocoa Products: Isotopic Evidence of Global Contamination

https://www.ncbi.nlm.nih.gov/pmc/articles/PMC1281277/

(10) Die Rolle des Prostaglandin E2-EP3 / EP4-Rezeptorsignals bei der Verbesserung der Lymphangiogenese

https://pubmed.ncbi.nlm.nih.gov/21311040/

(11) Knoblauch (Allium Sativum L.) als potenzielles Gegenmittel gegen Cadmium- und Bleivergiftung: Verteilung und Analyse von Cadmium und Blei in verschiedenen Mäuseorganen

https://pubmed.ncbi.nlm.nih.gov/17916975/

(12) Aus Knoblauch gewonnenes Natrium-2-propenylthiosulfat induziert Phase-II-Entgiftungsenzyme in Ratten-Hepatom-H4IIE-Zellen

https://pubmed.ncbi.nlm.nih.gov/20650352/

(13) Die Wechseljahre erhöhen das Eisenspeicherprotein Ferritin in der Haut

http://europepmc.org/article/med/23752032

(14) alpha-Liponsäure reduziert die Eisen-induzierte Toxizität und den oxidativen Stress in einem Modell der Eisenüberladung

https://pubmed.ncbi.nlm.nih.gov/30708965/

(15) Oxidativer Stress und Antioxidans-Therapie mit Alpha-Liponsäure-Einschluss bei akuter Vergiftung durch Herbizid auf Basis von 2,4-Dichlorphenoxyessigsäure

https://pubmed.ncbi.nlm.nih.gov/24908976/

(16) Schutzfunktion von DL-alpha-Liponsäure gegen Quecksilber-induzierte neuronale Lipidperoxidation

https://pubmed.ncbi.nlm.nih.gov/10051379/

(17) Beziehung zwischen Selen, Blei und Quecksilber in roten Blutkörperchen saudischer autistischer Kinder

https://link.springer.com/article/10.1007/s11011-017-9996-1

(18) Die Ergänzung mit organischem Selen erhöht die Quecksilberausscheidung und verringert den oxidativen Schaden bei Bewohnern, die langfristig Quecksilber ausgesetzt sind, aus Wanshan, China

https://www.semanticscholar.org/paper/Organic-selenium-supplementation-increases-mercury-Li-Dong/80674a6e70e01d9445ba6a1ee9bae68a94486bb9

(35) Orangensaft gegen Vitamin C: Wirkung auf Wasserstoffperoxid-induzierte DNA-Schäden in mononukleären Blutzellen
https://pubmed.ncbi.nlm.nih.gov/17349075/

(406) Einfluss von Vitamin C auf die Cadmiumabsorption und -verteilung bei Ratten.

https://www.ncbi.nlm.nih.gov/pubmed/15646266

(725) Carvacrol, ein Bestandteil von Thymianöl, aktiviert PPARalpha und Gamma und unterdrückt die COX-2-Expression

https://pubmed.ncbi.nlm.nih.gov/19578162/

(726) Gealterter Knoblauchextrakt dämpft Hirnschäden und Cyclooxygenase-2-Induktion nach Ischämie und Reperfusion bei Ratten

https://pubmed.ncbi.nlm.nih.gov/21850441/

(727) Mechanismus, durch den Knoblauch (Allium sativum) die Cyclooxygenase-Aktivität hemmt. Wirkung von rohem versus gekochtem Knoblauchextrakt auf die Synthese von Prostanoiden

https://pubmed.ncbi.nlm.nih.gov/8821119/

(728) Citral, ein Bestandteil von Zitronengrasöl, aktiviert PPARα und γ und unterdrückt die COX-2-Expression
https://pubmed.ncbi.nlm.nih.gov/20656057/

(P1) Prostaglandin E2 induzierte Veränderungen in der renalen Blutfluss, renalen interstitiellen hydrostatischen Druck und Natrium-Ausscheidung in der Ratte.

https://www.ncbi.nlm.nih.gov/pubmed/2093936

(P10) Autoimmunität und Prostaglandine

https://www.ncbi.nlm.nih.gov/pubmed/7035343

(P12) Die Auswirkungen von Nachtkerzenöl, Safloröl und Paraffin auf die Plasmafettsäuren im Menschen: Wahl eines geeigneten Placebo für klinische Studien an Primelöl.

https://www.ncbi.nlm.nih.gov/pubmed/1871175

(P13) Maus-Peritoneal-Makrophagen-Prostaglandin-E1-Synthese wird durch diätetische Gamma-Linolensäure verändert.

https://www.ncbi.nlm.nih.gov/pubmed/1322453

(P16) Bedeutung der Nahrungs-Gamma-Linolensäure in der menschlichen Gesundheit und Ernährung.

https://www.ncbi.nlm.nih.gov/pubmed/9732298

(P18a) Wirkung von Rizinusöl-Diät auf die Synthese von Prostaglandin E2 bei schwangeren Ratten

https://www.ncbi.nlm.nih.gov/pubmed/11263183

(P19) Prostaglandin E stimuliert die Knochenbildung

https://www.ncbi.nlm.nih.gov/pmc/articles/PMC2266676/

(P20) Prostaglandin EP Rezeptoren und ihre Rollen in Schleimhautschutz und Geschwür Heilung im Magen-Darm-Trakt.

https://www.ncbi.nlm.nih.gov/pubmed/20857620

(P30) Die entzündungshemmenden Wirkungen von Prostaglandinen

https://www.ncbi.nlm.nih.gov/pubmed/19240648

(P66a) Die chronische Verabreichung von selektiven Cyclooxygenase-2 (COX-2) - Inhibitoren führt zu einem erhöhten Risiko von unerwünschten kardiovaskulären Ereignissen, einschließlich Myokardinfarkt und Schlaganfall

https://www.ncbi.nlm.nih.gov/pubmed/26543101

(P222) Verlust der Delta-6-Desaturase-Aktivität als Schlüsselfaktor für die Alterung.

https://www.ncbi.nlm.nih.gov/pubmed/6270521

(P333) Mehrere Rollen von Dihomo-?-Linolensäure gegen Proliferationserkrankungen

https://www.ncbi.nlm.nih.gov/pmc/articles/PMC3295719/

2 Erfahrungsberichte: Chronische Durchfälle und andere Magen-Darm-Beschwerden

(1a) http://www.symptome.ch/vbboard/entgiftung-allgemein/1804-rizinusoel-6.html

(1b) http://www.symptome.ch/vbboard/entgiftung-allgemein/1804-rizinusoel-179.html

1 Erfahrungsbericht: Ekzem

(2a) http://www.symptome.ch/vbboard/entgiftung-allgemein/1804-rizinusoel-26.html

3 Erfahrungsberichte: Tinnitus

(3a) http://www.symptome.ch/vbboard/entgiftung-allgemein/1804-rizinusoel-28.html

(3b) http://www.symptome.ch/vbboard/entgiftung-allgemein/1804-rizinusoel-124.html

(3c) http://www.symptome.ch/vbboard/entgiftung-allgemein/1804-rizinusoel-410.html

2 Erfahrungsberichte: Allergien

(4a) http://www.symptome.ch/vbboard/entgiftung-allgemein/1804-rizinusoel-28.html

(4b) http://www.symptome.ch/vbboard/entgiftung-allgemein/1804-rizinusoel-620.html

2 Erfahrungsberichte: Rosige, straffe Haut

(5a) http://www.symptome.ch/vbboard/entgiftung-allgemein/1804-rizinusoel-90.html

(5b) http://www.symptome.ch/vbboard/entgiftung-allgemein/1804-rizinusoel-130.html

(5c) http://www.symptome.ch/vbboard/entgiftung-allgemein/1804-rizinusoel-644.html

4 Erfahrungsberichte: Haarausfall- und Glatzenbildung

(6a) http://www.symptome.ch/vbboard/entgiftung-allgemein/1804-rizinusoel-90.html

(6b) http://www.symptome.ch/vbboard/entgiftung-allgemein/1804-rizinusoel-125.html

(6c) http://www.symptome.ch/vbboard/entgiftung-allgemein/1804-rizinusoel-593.html

(6d) http://www.symptome.ch/vbboard/entgiftung-allgemein/1804-rizinusoel-594.html

5 Erfahrungsberichte: Akne und unreine Haut

(7a) http://www.symptome.ch/vbboard/entgiftung-allgemein/1804-rizinusoel-130.html

(7b) http://www.symptome.ch/vbboard/entgiftung-allgemein/1804-rizinusoel-148.html

(7c) http://www.symptome.ch/vbboard/entgiftung-allgemein/1804-rizinusoel-197.html

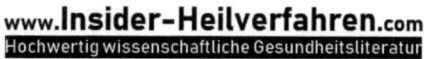

(7d) http://www.symptome.ch/vbboard/entgiftung-allgemein/1804-rizinusoel-304.html

(7e) http://www.symptome.ch/vbboard/entgiftung-allgemein/1804-rizinusoel-410.html

2 Erfahrungsberichte: Kurzsichtigkeit (Myopie)

(8a) http://www.symptome.ch/vbboard/entgiftung-allgemein/1804-rizinusoel-148.html

(8b) http://www.symptome.ch/vbboard/entgiftung-allgemein/1804-rizinusoel-148.html

4 Erfahrungsberichte: Chronische Müdigkeit

(9a) http://www.symptome.ch/vbboard/entgiftung-allgemein/1804-rizinusoel-179.html

(9b) http://www.symptome.ch/vbboard/entgiftung-allgemein/1804-rizinusoel-295.html

(9c) http://www.symptome.ch/vbboard/entgiftung-allgemein/1804-rizinusoel-359.html

(9d) http://www.symptome.ch/vbboard/entgiftung-allgemein/1804-rizinusoel-425.html

1 Erfahrungsbericht: Rückenschmerzen

(10a) http://www.symptome.ch/vbboard/entgiftung-allgemein/1804-rizinusoel-179.html

2 Erfahrungsberichte: Histamin-Intoleranz

(11a) http://www.symptome.ch/vbboard/entgiftung-allgemein/1804-rizinusoel-253.html

(11b) http://www.symptome.ch/vbboard/entgiftung-allgemein/1804-rizinusoel-295.html

1 Erfahrungsbericht: Elektrosensibilität

(12a) http://www.symptome.ch/vbboard/entgiftung-allgemein/1804-rizinusoel-266.html

1 Erfahrungsbericht: Extreme Schweißausbrüche

(13a) http://www.symptome.ch/vbboard/entgiftung-allgemein/1804-rizinusoel-295.html

1 Erfahrungsbericht: Schmerzen im Bewegungsapparat

(14a) http://www.symptome.ch/vbboard/entgiftung-allgemein/1804-rizinusoel-295.html

4 Erfahrungsbericht: Migräne/Kopfschmerzen

(15a) http://www.symptome.ch/vbboard/entgiftung-allgemein/1804-rizinusoel-295.html

(15b) http://www.symptome.ch/vbboard/entgiftung-allgemein/1804-rizinusoel-304.html

(15c) http://www.symptome.ch/vbboard/entgiftung-allgemein/1804-rizinusoel-410.html

(15d) http://www.symptome.ch/vbboard/entgiftung-allgemein/1804-rizinusoel-432.html

1 Erfahrungsbericht: Verschiedene Intoleranzen

(16a) http://www.symptome.ch/vbboard/entgiftung-allgemein/1804-rizinusoel-302.html

1 Erfahrungsbericht: Erkältungen

(17a) http://www.symptome.ch/vbboard/entgiftung-allgemein/1804-rizinusoel-304.html

1 Erfahrungsbericht: Erhöhte Cadmium-Werte

(18a) http://www.symptome.ch/vbboard/entgiftung-allgemein/1804-rizinusoel-327.html

1 Erfahrungsbericht: Schlafstörungen

(19a) http://www.symptome.ch/vbboard/entgiftung-allgemein/1804-rizinusoel-406.html

1 Erfahrungsbericht: Ziehen im Ohr

(20a) http://www.symptome.ch/vbboard/entgiftung-allgemein/1804-rizinusoel-417.html

1 Erfahrungsbericht: Taubheitsgefühle nach schwerer Arbeit

(21a) http://www.symptome.ch/vbboard/entgiftung-allgemein/1804-rizinusoel-530.html

1 Erfahrungsbericht: Psoriasis (Schuppenflechte)

(22a) http://www.symptome.ch/vbboard/entgiftung-allgemein/1804-rizinusoel-620.html

Bildnachweise

Coverbild Öl: © naypong, Fotolia
Für alle anderen Fotos in diesem Buch und dem Cover:
Images licensed by Ingram Image

Impressum

Herstellung und Verlag:
BoD – Books on Demand, Norderstedt
ISBN: 9783751920308
Autor und Herausgeber:
Christian Meyer-Esch
Insider-Heilverfahren.com,
e-Mail: mail@insider-heilverfahren.com

Über den Autor

Christian Meyer-Esch beschäftigt sich seit 17 Jahren intensiv mit alternativer und ganzheitlicher Medizin. Er sucht nach wissenschaftlichen Studien und Erfahrungsberichten weltweit, um Lösungen, insbesondere für schwer behandelbare Krankheiten zu finden. Zu seinem Schwerpunkt zählt vor allem die Ursachenforschung.

Haben Sie Kritik, Verbesserungsvorschläge oder Anregungen?

Schreiben Sie mir Ihre Anliegen an:

mail@insider-heilverfahren.com

Ich werde mir Ihre Vorschläge für die nächste Auflage vormerken!

Rizinusöl-Protokoll

Hier ist Platz für Ihre Dokumentation! So haben Sie immer einen genauen Überblick über die Anzahl der bereits absolvierten Entgiftungs-Sitzungen. Sie können bis zu 362 Ausleitungen eintragen. Im Kommentar-Feld können Sie eintragen, welche gesundheitlichen Verbesserungen eingetreten sind.

Nr.:	Datum:	Kommentar:
1.		
2.		
3.		
4.		
5.		
6.		
7.		
8.		
9.		
10.		
11.		
12.		
13.		
14.		
15.		

16.		
17.		
18.		
19.		
20.		
21.		
22.		
23.		
24.		
25.		
26.		
27.		
28.		
29.		

30.		
31.		
32.		
33.		
34.		
35.		
36.		
37.		
38.		
39.		
40.		
41.		
42.		
43.		
44.		

45.		
46.		
47.		
48.		
49.		
50.		
51.		
52.		
53.		
54.		
55.		
56.		
57.		
58.		

59.		
60.		
61.		
62.		
63.		
64.		
65.		
66.		
67.		
68.		
69.		
70.		
71.		
72.		
73.		

74.		
75.		
76.		
77.		
78.		
79.		
80.		
81.		
82.		
83.		
84.		
85.		
86.		
87.		

88.		
89.		
90.		
91.		
92.		
93.		
94.		
95.		
96.		
97.		
98.		
99.		
100.		
101.		
102.		

103.		
104.		
105.		
106.		
107.		
108.		
109.		
110.		
111.		
112.		
113.		
114.		
115.		
116.		

117.		
118.		
119.		
120.		
121.		
122.		
123.		
124.		
125.		
126.		
127.		
128.		
129.		
130.		
131.		

132.		
133.		
134.		
135.		
136.		
137.		
138.		
139.		
140.		
141.		
142.		
143.		
144.		
145.		

146.		
147.		
148.		
149.		
150.		
151.		
152.		
153.		
154.		
155.		
156.		
157.		
158.		
159.		
160.		

161.		
162.		
163.		
164.		
165.		
166.		
167.		
168.		
169.		
170.		
171.		
172.		
173.		
174.		

175.		
176.		
177.		
178.		
179.		
180.		
181.		
182.		
183.		
184.		
185.		
186.		
187.		
188.		
189.		

190.		
191.		
192.		
193.		
194.		
195.		
196.		
197.		
198.		
199.		
200.		
201.		
202.		
203.		

204.		
205.		
206.		
207.		
208.		
209.		
210.		
211.		
212.		
213.		
214.		
215.		
216.		
217.		
218.		

219.		
220.		
221.		
222.		
223.		
224.		
225.		
226.		
227.		
228.		
229.		
230.		
231.		
232.		

233.		
234.		
235.		
236.		
237.		
238.		
239.		
240.		
241.		
242.		
243.		
244.		
245.		
246.		
247.		

248.		
249.		
250.		
251.		
252.		
253.		
254.		
255.		
256.		
257.		
258.		
259.		
260.		
261.		

262.		
263.		
264.		
265.		
266.		
267.		
268.		
269.		
270.		
271.		
272.		
273.		
274.		
275.		
276.		

277.		
278.		
279.		
280.		
281.		
282.		
283.		
284.		
285.		
286.		
287.		
288.		
289.		
290.		

291.		
292.		
293.		
294.		
295.		
296.		
297.		
298.		
299.		
300.		
301.		
302.		
303.		
304.		
305.		

306.		
307.		
308.		
309.		
310.		
311.		
312.		
313.		
314.		
315.		
316.		
317.		
318.		
319.		

320.		
321.		
322.		
323.		
324.		
325.		
326.		
327.		
328.		
329.		
330.		
331.		
332.		
333.		
334.		

335.		
336.		
337.		
338.		
339.		
340.		
341.		
342.		
343.		
344.		
345.		
346.		
347.		
348.		

349.		
350.		
351.		
352.		
353.		
354.		
355.		
356.		
357.		
358.		
359.		
360.		
361.		
362.		